序文

一般社団法人日本在宅ケア学会では、2017年に策定した「日本在宅ケア学会ステートメント」に基づき、地域で暮らす人々が自らの能力を最大限に発揮し、自立した生活を送ることができる支援の検討を行っています。多様な人々の人権と主体性を尊重し、地域で共に暮らすノーマライゼーションの考え方に基づいて、健康増進・保健・予防・医療・看護・リハビリテーション・福祉・介護・就労・教育・住まい等のあらゆる側面において人としての尊厳と権利を守り、在宅ケアを必要とするすべての人々の生活の質が確保されることを基本姿勢として活動してまいりました。また、当学会は学際学会である強みを生かし、多職種連携による地域包括ケアを実現するためのアカデミアとしての活動を推進してきました。

学会ステートメントの一つに「不断の研究活動を通じた科学的根拠のある在宅ケアの推進」があり、2018年からエビデンスに基づく「在宅ケア実践ガイドライン」の策定を多職種協働で進めてきました。本テレナーシングガイドラインは、この学会活動の流れに拍車をかけるタイミングで2021年に厚生労働省からの事業として受託し、ガイドライン作成委員会ICT班が中心となって編集を進めたものです。

在宅ケアを必要とする人々の生活を支えるためには、地域の医療機関やケア機関が連携して、協働する必要があります。しかし、地域の人的資源には限りがあるため、ICT（情報通信技術）の力を在宅ケアに取り入れていくことによって、よりきめ細かく、持続的なケアを行えるようになりました。

このような背景のもと、本ガイドラインでは、在宅ケアを受ける方々に対して、看護職が行うテレナーシング（遠隔看護）に焦点をあてています。テレナーシングは、在宅ケアを必要とする人々の居宅から離れた場所で、看護職がICTを活用して看護を提供するもので、遠隔医療の一部といえます。テレナーシングは、2019年末からの新型コロナウイルス感染症（COVID-19）の感染拡大を背景にニーズが高まっており、まさにこれから取り組みが広がろうとしている分野であるといえます。

このガイドラインでは、テレナーシングを始めようとしている看護職がテレナーシングについての基本を理解し、安全に実践するための基準を示すことを目的として、現時点でのエビデンス、および関連する法規や規定に基づいてまとめています。本ガイドラインでは、利用者に個別に行われるテレナーシングを想定しています。また、テレナーシングは保健師助産師看護師法をはじめ、情報通信に関連する法律や規定に基づいて、多職種連携のもとに行う必要があります。テレナーシングでも、情報収集－アセスメント－看護計画立案－実施－評価のプロセスをとり、利用者と遠隔コミュニケーションを図りながら心身状態をアセスメントし、看護計画に基づいて、情報提供、教育、相談、保健指導などを行います。

在宅ケアの新しいケアシステムを創る際には、ケアの利用者の主体的な参画が大切です。本ガイドラインの巻末には、テレナーシングの利用を考えている方に向けた説明も挿入していますので、利用者との対話に生かしていただくことができます。また、近年のICT、およびモニタリング機器の発展は目覚ましく、まさに日進月歩といえます。そのため、本ガイドラインの内容は、定期的に見直す必要があると考えています。

最後になりましたが、本ガイドラインの作成に多大なるご協力をいただいた作成メンバー、およびコメントをいただいた理事会メンバー、外部の査読者の方々、厚生労働省医政局看護課に深く感謝申し上げます。

2021年3月31日

一般社団法人 日本在宅ケア学会
理事長　**亀井智子**

CONTENTS

表紙デザイン・本文 DTP：明昌堂
本文イラストレーション：michi

第1章 テレナーシングとは

テレナーシング（Telenursing）とは

テレナーシングとは、情報通信技術（ICT：Information and communication technology）と遠隔コミュニケーション（Telecommunication）を通じて提供される看護活動を指す。具体的には、テレナーシングは、ICTを利用し、音声・画像・映像・心身情報（モニタリングデータ）等を用いて、看護職が離れた地点（居宅など）で暮らす利用者のアセスメントを行い、遠隔コミュニケーションを通じて、情報提供、相談、教育、および保健指導等を行うことである。テレナーシングは看護職と利用者の信頼関係の上に成立し、健康と生活上の課題を遠隔コミュニケーションによって多職種連携のもと支援するものである（図1）。本ガイドラインでは主としてこれらについて触れるが、看護職相互のコンサルテーションなども広義のテレナーシングに含まれている。

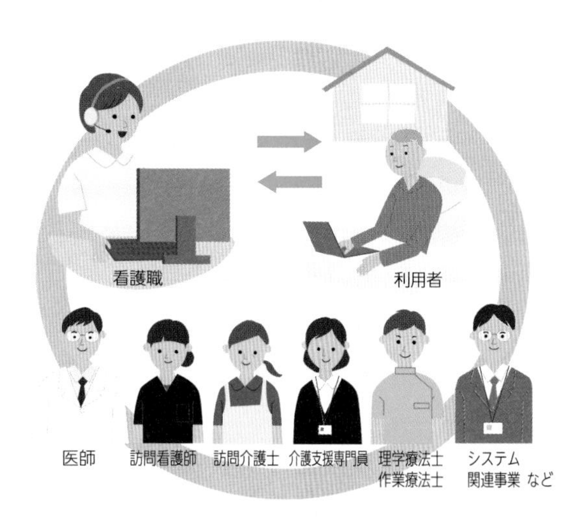

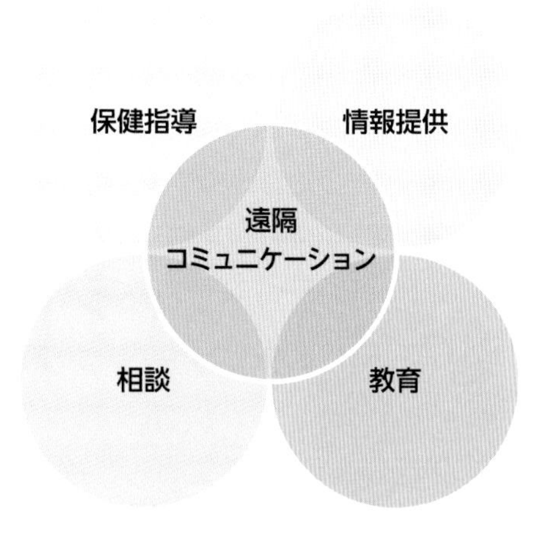

テレナーシングの５つの柱

図１　**テレナーシングのイメージ**

テレナーシングの目的と目標

テレナーシングを行う目的は、①健康支援、②在宅ケア利用者の療養と生活に関する情報提供、

＊本ガイドラインでは、電話相談（telephone support）のみの支援は、この情報通信技術の利用や画像等によるアセスメントを含まないため、テレナーシングに含まないと捉える。

教育、相談、保健指導によるヘルスアウトカムの改善や生活の質の向上である（表1）。テレナーシングは看護の専門性に基づいて安全かつ倫理的に行う。各利用者へのテレナーシングの目的を具体化し、テレナーシングの開始時に、テレナーシングで達成しようとしている個別の目標を利用者とともに設定して、その達成に向けて、利用者・家族と看護職が協働する取り組みが必要である。

表1　テレナーシングの目的

・テレナーシング利用者の健康支援
・日常生活と心身状態の継続的なアセスメント
・心身状態のモニタリングと安定性や変化の評価（トリアージ）
・利用者と家族への情報提供、教育、相談、保健指導
・上記によるヘルスアウトカムや生活の質の向上

テレナーシングの利用者

テレナーシングを利用する人は、健康の一次予防（健康増進と生活習慣の改善・疾病予防）、二次予防（疾病の早期発見・早期治療・病気の進行や障害への移行や重篤化を予防）、三次予防（疾病発症後の機能回復・維持・再発予防・リハビリテーション）にある多様な人々である（図2）。

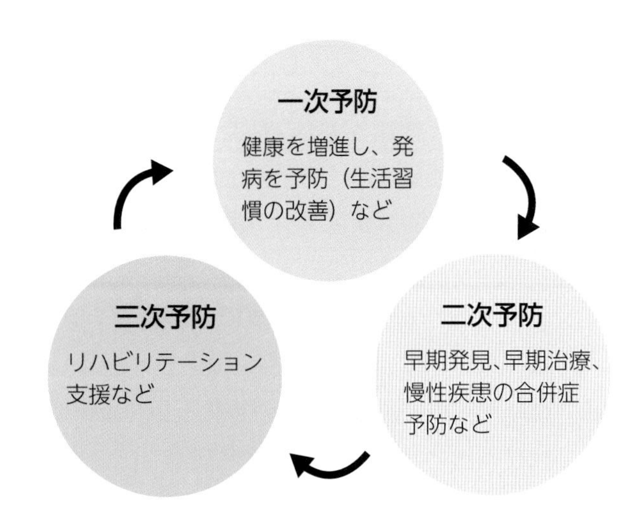

図2　テレナーシングの利用者

具体的には、健康増進をめざしている人、妊娠中や産後の女性、子育て中の家族、フレイルなど介護予防が必要な高齢者、急性疾患や治療からの回復期にある人、慢性疾患の維持・安定期にある人、リハビリテーションを受ける人、エンドオブライフ期にある人、およびその家族・介護者など、健康に関する看護支援ニーズをもつ人々である（表2）。本ガイドラインでは、主として二次・三次予防におけるテレナーシングについて説明している。

表2　テレナーシングの例

一次予防テレナーシング［医師との連携のもとで実施］	●体重減量、運動習慣維持などの生活習慣病予防支援 ●妊娠中や産後の女性の健康支援 ●子育て中の家族への支援 ●心身・社会的にフレイルな状態にある高齢者への支援 ●介護者への支援 など
二次予防・三次予防テレナーシング［医師の指示が必要］	●急性疾患や治療の回復期にある人への支援 ●慢性疾患をもっているがセルフケアに支障がある、合併症のコントロールが難しい、急性増悪の危険性がある、ストレスや心理的問題を抱えやすい、およびリハビリテーション支援などの課題をもつ人への支援 ・循環器系疾患（高血圧、心不全など） ・呼吸器系疾患（慢性閉塞性肺疾患、喘息、誤嚥性肺炎、がんなど） ・脳神経疾患（脳卒中、パーキンソン病、認知症、神経難病など） ・代謝・消化器系疾患（糖尿病、肝炎、炎症性疾患、がんなど） ・筋・骨格系疾患（関節炎、変形性関節症、脊髄性疾患など） ・精神疾患（うつ、双極性障害など） ・皮膚疾患（皮膚炎、褥瘡、熱傷後など） ・その他の疾患 など

テレナーシングの位置づけ

テレナーシングは、一次予防としての一般的な健康上の相談や情報提供と、二次・三次予防としての慢性疾患などの治療の一環として医師の指示のもと医師との密接な協働により行う保健指導や教育に分かれる。

本ガイドラインは、主として慢性疾患などの治療の一環として医師との密接な協働により行う保健指導や教育に関するテレナーシングについてまとめたものである。

一次予防におけるテレナーシングの実施では、利用者のかかりつけ医などとの連携のもと、二次・三次予防では疾患をもつ人を対象とするため利用者のかかりつけ医などからの指示を必要とする。治療方針や治療内容を理解した上でテレナーシングを実施する必要がある。

テレナーシングの意義

医療の形態が「病院完結型」から「地域完結型」へと転換が進み（厚生労働省，2018a）、住み慣れた地域における医療と看護が広がって、医療・看護の“在宅化”が進んでいる。テレナーシングはテレメディスン（遠隔医療）、テレヘルスケア（遠隔ヘルスケア）の一部であり、自宅で受ける看護の一つの形態である。

2018 年に医療保険制度で遠隔医療（オンライン診療）が診療報酬化された（厚生労働省，2018b）。2020 年の新型コロナウイルス（COVID-19）感染拡大の影響もあり、オンライン診療の利用が広がっている。また、2018 年には、在宅酸素療法指導管理料に遠隔モニタリング加算が新設され、慢性閉塞性肺疾患（COPD）で在宅酸素療法を受けるものに対し、呼吸器科経験のある医師または看護師が遠隔モニタリングと保健指導を行い、要件を満たせば診療報酬が算定可能となった（中医協，2018）。

テレナーシングによって慢性疾患自己管理支援を行う場合、心身の安定性をアセスメントすることで、より適切な情報提供・教育・相談・保健指導が可能となる。その際、看護職は、利用者が自身の状況を正しく理解できるように、心身状態をともに振り返ることが大切である。テレナーシングの意義は、情報を利用者と共有することで、心身の変化に本人が気づいて生活行動を変化させたり、運動量や活動量を増やしたり、早期の治療開始につなげて重篤化を防ぐことなど、きめ細かくセルフケアを支えていくことにある。そうすることによって、救急受診を減らし、安定した在宅生活を目指すことが可能になる。

テレナーシングのプロセス

テレナーシング導入から終了までは、使用するシステムやベンダーの選択、テレナース（テレナーシングを提供する看護職）の教育ののち、原則的に図 3 ①～⑬の一連のプロセスで行う。特に慢性疾患自己管理支援を目的としたテレナーシングの場合、利用候補者の紹介があった場合、開始するための利用者・家族・家庭環境のアセスメントを行い、適用を判断する必要がある。そして、医師の指示（書）を受け、治療方針・観察ポイントを確認し、テレナーシング計画書を作成する。利用者とともに目標設定することが大切である。テレナーシング開始後は、実施したことに関する評価を行い、記録に残す。また、関係者への連絡・報告を欠かさないようにする。

❶ 医療機関、地域ケア機関などからの利用候補者の紹介

❷ テレナーシングを開始するための対象者・家族・家庭環境のアセスメント［p.24、4.-1）参照］

❸ テレナーシングの適用の判断（開始基準は p.26 表 1 を参照）

❹ 医師との治療方針や症状観察ポイントなどの確認、医師の指示書

❺ 本人との面談によるアセスメントでの課題の明確化と❹を加えたテレナーシング計画書の作成

❻ テレナーシングのために器材を新たに使用する場合、使用方法の説明と居宅への設置・通信テストの実施

❼ 利用者・家族への目的、利点・限界、実施方法などの説明と同意の取得

❽ 利用者との目標などの設定

❾ テレナーシングの開始（計画的な実施と評価を行う）

❿ テレナーシング記録の作成と保存

⓫ 上司・医師・関係機関などへの連絡・報告

⓬ 新たな課題が生じた際の医師の指示の確認

⓭ 課題が解決した場合、終了

図３　**テレナーシング開始から終了までの一連のプロセス**

テレナーシングを提供する場

テレナーシングは、利用者が信頼できる機関から提供される必要がある。テレナーシングは表３のような場で提供されると考えられる。

表３　**テレナーシングを提供する機関の例**

- 医療機関：病院、診療所、訪問看護ステーション、助産所など
- 公衆衛生・地域保健機関：保健所・市町村保健センター・地域包括支援センターなど
- 保険者：職域・健康保険組合・市町村など
- 地域機関：公民館などを利用した健康支援など
- 民間機関：民間企業が設置しているコールセンター、NPO 法人による健康支援など

テレナーシングの特徴

テレナーシングは自宅（居宅）で生活する者に遠隔地からICTを用いて看護を提供するため、利便性がある反面、直接の接触はないため限界を踏まえる必要もある。

1．テレナーシングの利点

利点として最も大きいのは、本人・家族の医療機関への通院にかかる身体的・時間的・経済的負担を軽減することである。特に高齢者、障がい者、慢性疾患などを抱える人にとっての通院は負担が伴う。介護者が仕事を休んで同行するなど、時間的な負担や制約を伴うことも多い。テレナーシングによって、これらの負担を大きく改善できる。また、医師不足や医師偏在の地域においても、テレナーシングを提供することができるため、国民全体の医療ニーズの充足につながるという利点もある。

看護職にとっての利点は、利用者や家族とのコミュニケーションを重視した看護を行うことができることである。テレナーシングは、ベッドサイドでの看護や外来看護、訪問看護に次ぐ、新たな看護の方法として位置づけられ、新たなやり甲斐にもつながる。

2．テレナーシングの限界

利用者宅にインターネット回線などの通信インフラおよびパソコンなどの機器も必要である。そのため、必ずしもすべての人々が利用できるものではないことが挙げられる。また、自宅内の明るさ、騒音などが看護観察や遠隔コミュニケーション上の支障になることがあること、直接利用者に触れることができないため、情報収集やアセスメントに制約が生じることなども限界となる。そして看護の基礎教育にテレナーシングが含まれていないためテレナーシングを実施する看護職が育成されていないことなども、限界として挙げられる（表4）。

表4　テレナーシングの利点と限界

利点	限界
・本人・家族の通院の身体的・時間的・経済的負担軽減 ・リアルタイムコミュニケーションを重視した看護を行える ・顔を見ながら本人・家族とともに話し合うことができる ・遠隔モニタリングを併用することで受診や訪問時以外の病状も把握して管理できる ・訪問看護以外の看護の提供が可能になる ・医師不足・偏在地域での医療ニーズを充足できる	・利用者の自宅の環境により情報の量と質に制限が生じる（照明、インターネット通信速度や安定性） ・触診・打診・聴診が困難であるため、身体所見のアセスメントに限界がある ・タブレット端末、PC、通信環境などの器材の設置・初期投資が必要 ・診療報酬が不十分 ・テレナーシングの研究が十分でない ・専門職教育、基礎教育の不足

テレナーシングのタイプ

ここでは、現時点でテレナーシングのタイプとして考えられる３種類を示す。

なお、「テレナーシング（Telenursing）とは」（p.4）でも示しているとおり、テレナーシングは、以下によって実施される看護活動を指すものである。

①看護職が離れた地点にいる利用者のアセスメントを実施し看護を提供する

②情報通信技術（ICT）を利用する
③音声・映像を通じて、利用者と遠隔コミュニケーションする
④心身情報を収集しモニタリング（継続的に観察）する
⑤(必要に応じて）画像、資料などを利用者と共有する

また、看護職相互間のコンサルテーションについても、広義のテレナーシングに含まれている。

本ガイドラインにおいては、Nurse to People/Patient（N to P）および Telemonitoring based Telenursing（TM based TN）について、主に解説するものである。

1．Nurse to People/Patient（N to P）

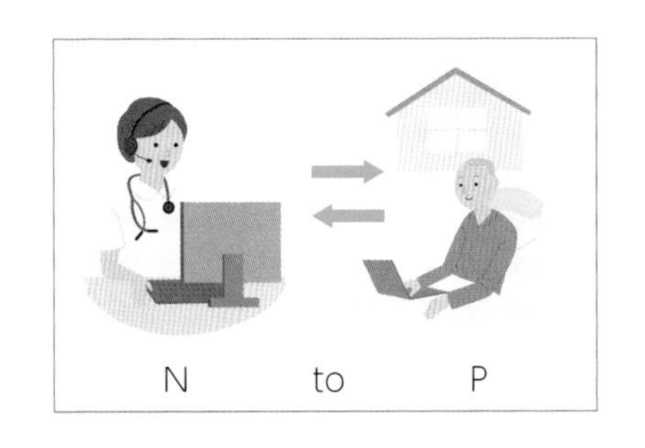

看護職が離れた地点にいる利用者に ICT を用いて情報収集とアセスメントを行い、遠隔コミュニケーションをはかり、情報提供・教育・相談・保健指導などを提供するものである。

遠隔観察やコミュニケーションを行うためには、テレビ会議システムなどを利用者が用意する必要がある。テレナーシングの利用者は「患者」ではなく、自宅で生活する主体的な生活者と捉えることが必要である。テレナーシングは、基本的に外来診療・訪問診療・訪問看護・訪問介護・訪問リハビリテーションなどが行われていない日に実施することで専門職からの支援が切れ目なく行えるが、その頻度などは個別に検討する。

2．遠隔モニタリングを併用したテレナーシング（TM-based TN；Telemonitoring based Telenursing）

遠隔モニタリングとは、バイタルサインズほか、疾患や健康管理に必要な心身情報を収集し、それを看護職がモニタリングして、遠隔地の利用者の心身状況をアセスメントし、トリアージ(病状変化、緊急性や優先性の判断）して、相談や保健指導を行うものである。

遠隔モニタリングを併用したテレナーシングを行うことで、利用者の心身情報に基づいた的確な遠隔看護相談・保健指導やセルフケア支援をより具体的に行うことができる。

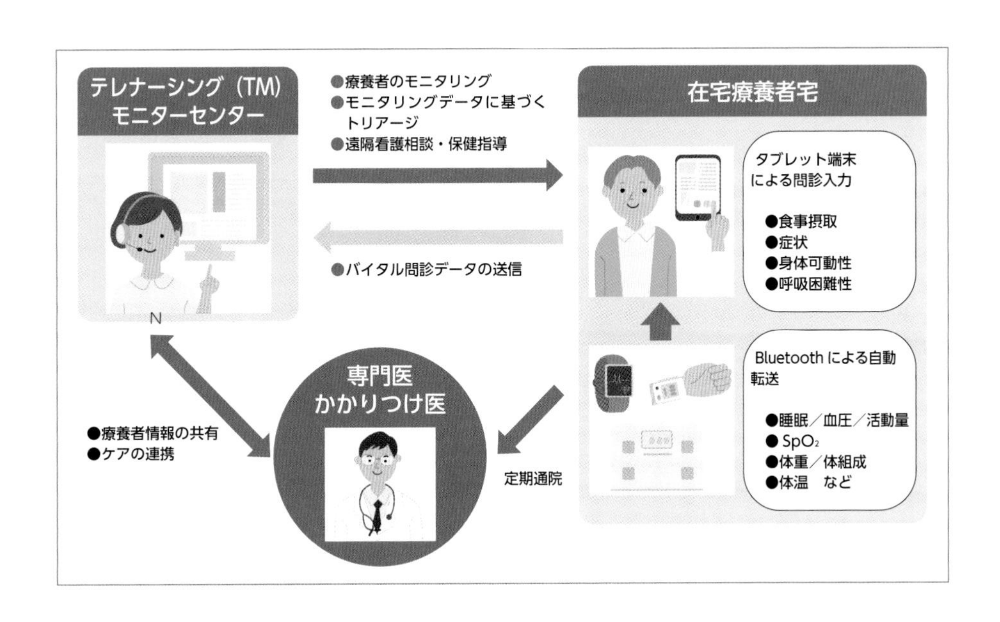

3. Nurse to Nurse（N to N）専門的支援

看護職同士のカンファレンスやコンサルテーションである。これは、一般の看護職が他施設の専門看護師や認定看護師などにケア方法などのコンサルテーションを受けるもので、遠隔地の看護職間で行われるものである。

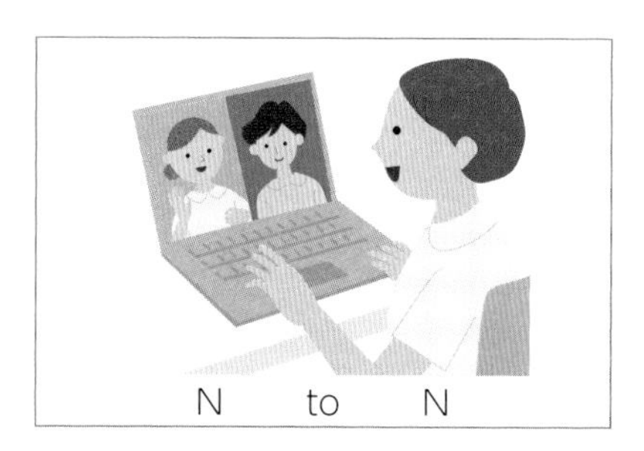

＊

なお、看護職が患者といる場合のオンライン診療として、「Doctor（D）to P with N」がある。これは、看護職が患者のそばにいる状態で、医師から診療の補助行為の指示を受け、予測された範囲内における治療行為や予測されていない新たな症状等に対する検査の実施が看護職を介して可能となるものである。

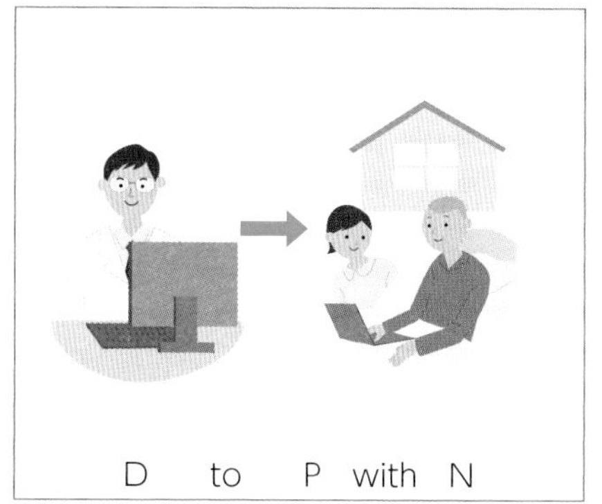

テレナーシングの動向

1. 社会・医療サービスのデジタル化の進展とeヘルス戦略

ICTの飛躍的な進展とともに、医療分野においてもデジタル化が進められている。医療分野におけるICT活用では、厚生労働省のデータヘルス改革推進本部は、個人の健康情報の共有や個人の状況に合ったサービス提供を実現するための具体的方策として、全国医療情報ネットワークや保険医療データプラットフォームの構築を挙げている。個人の医療情報を地域の病院や診療所、薬局、居宅介護支援事業所等で共有することで、高齢者の生活支援や健康リスクの予防・早期発見が期待されており、すでにいくつかの地域では要介護高齢者の在宅療養生活支援や救急対応等に活用する取り組みが開始されている。さらに、このネットワーク構築は、医療機関が対象者の情報を習得しやすくなるだけでなく、患者自身も自分の医療情報にアクセスし情報を取得できる、双方向型のネットワークとして開発が進められている。

その他、最近では、スマートフォン等のモバイル端末やウェアラブルデバイスなど個人が所有する健康情報を支援に生かす方法も検討されている。

このように医療分野のICT活用によって、自身の健康情報にアクセスし、健康状態を適時適切に把握できるようになるため、慢性疾患の自己管理等を支援する方法として、遠隔医療・看護は今後ますます普及していくことが期待される。

2. テレナーシングの動向

欧豪米等の諸外国では1980年代からテレナーシングが実施され始め、2000年以降急速に発展・普及し、自治体が行う特定の疾患を対象とした遠隔健康支援や、保険会社によるテレナーシングサービスなどが行われている。日本では、看護職が一般電話を用いた健康相談や看護保健指導を長い間実施してきた。2000年頃から、慢性疾患を対象としたテレナーシングが開発され、実践利用されているが、日本ではテレナーシングは十分に普及していない。現在のところ教育体系も確立されていない。しかし、2018年度の診療報酬改定で在宅酸素療法指導管理料等に遠隔モニタリング加算が創設され、施設基準として呼吸器科３年以上の経験をもつ看護師が医師との協働・連携により遠隔モニタリングを行い、その上で療養上必要な指導・管理を行った場合、診療報酬の算定が可能となったこともあり、慢性疾患自己管理支援の一方法として外来診療と並行して実施されるテレナーシングが徐々に理解されつつあり、医療情報のネットワーク化と合わせて今後発展していくことが期待される。ただし、診療報酬についてはテレナーシング単独への評価は現在のところない。

テレナーシングの役割と多職種連携

1．テレナーシングの役割

対象者の特性やケアの目的によってテレナーシングの役割は多様であり、健康支援、慢性疾患自己管理支援、新型コロナウイルス感染症への対応など幅広い知識が必要である。

1）看護の質保証

テレナーシングで提供する看護が安全かつ科学的根拠に基づいて行われるよう、ガイドライン、テレナーシング手順書やプロコトルによる判断樹などを準備し、行う看護の内容を明文化することで質の担保をはかる。テレナースは、各疾患の最新のガイドライン情報、制度、テクノロジーを理解して、利用者との治療的関係を築いていく。

2）目標設定

慢性疾患自己管理支援では、利用者の健康や生活上の目標を具体化することが重要である。テレナーシングの開始時や計画評価の時期に、利用者とともに具体的な目標の設定を行い、それに向けた具体策をともに考えていく。

3）遠隔モニタリング情報の評価

利用者のバイタルサインデータや症状、心理的状態の変化を継続的にモニタリングしていくことは、慢性疾患自己管理支援の上できわめて重要である。対象者の心身情報をタイムリーに評価し、必要な保健指導を行い、かかりつけ医等との連携をはかる。

また、利用者自身が計測機器や IoT 機器を操作しモニタリングデータを送信することが求められる。高齢者など機器操作に不慣れな場合は、機器を正しく使えるように指導することもテレナーシングを実施する上で重要である。

4）教育、看護相談・保健指導の実施

利用者の不安や疑問、モニタリング経過等に対応するために、看護相談・保健指導を実施する。慢性疾患では運動療法や食事療法を継続していくことが必要であるが、そのモチベーションを維持していくためにテレナースは継続的に遠隔コミュニケーションをはかりサポートしていく。今できていることを振り返り、肯定的に励ましたり、違う方法を提案するなど、その時々の体調や状況に合わせた「病気とのつき合い方」を一緒に考えていくことが重要である。また、モニタリングデータに変化が見られた場合にはどのように対処したら良いか、エビデンスに基づき保健指導を実施し、かかりつけ医などと連絡をはかり、受診を勧めるなどの対応を行う。

5）個人情報の保護

利用者に関連する個人情報、医療情報の取り扱いと保護に留意する。

6）看護記録の作成

テレナーシングの各セッション（電話、テレビ電話による相談・保健指導等）が終了したら、直ちに看護記録を作成する。記録は、看護のプロセスに沿って作成する。日付、時間、看護職の氏名を記録に残す。看護記録を電子的に保存する場合、真正性（記録作成者の責任の所在を明確にする。権限を分けて情報へのアクセスを制限し、虚偽の入力や書き換え、消去を防ぐ）、見読性（情報の内容を肉眼で見読可能な状態にできる）、保存性（法令に定められている期間は復元可能な状態で保存する）の確保を満たすようにする。SOAP などの形式を用いて記録を行うことで、利用者の訴え（S）、テレナースによる観察（O）、アセスメント（A）、実施計画（P）を明確化して記録することができる。

2．テレナーシングと多機関・多職種連携

テレナーシングを開始するときには、一次予防としてテレナーシングを行う場合は医師との連携、二次予防・三次予防として行う場合は医師の指示（書）が必要であり、医師との連携を欠かせない。

テレナーシングは地域包括ケアを推進するための一つのケア提供方法である。そのため、かかりつけ医や訪問看護ステーション、ホームヘルパー、ケアマネジャーなど、対象者にかかわる地域の専門職と緊密に連携をとって実践することが重要である。特に慢性疾患をもつ在宅療養高齢者では、要介護認定のもとに、複数のサービス提供機関のケアが提供されていることが多いため、モニタリングデータを多機関・多職種で共有する方法や、状態変化時の対応について、テレナーシング導入前に具体的に取り決めておく必要がある。またテレナーシングでは、通常の対面看護と比べて限られた情報の中での判断が求められる。そのため、かかりつけ医、介護保険サービスによる訪問看護、訪問介護ほか多職種と連携することは、テレナーシングを安全に実施する上でも重要である。このようにテレナーシングでは、利用者のニーズへの対応だけでなく、多機関・多職種との連絡・調整等を通して、利用者にかかわる多職種チーム全体でより良いケアを提供することを目指す。

第2章 情報通信技術（ICT）とリスク管理の基本

テレナーシングと情報通信技術

1．テレナーシングに必要な情報通信インフラ、情報通信機器

ICT を用いて行うテレナーシングには、利用者とテレナース間のコミュニケーションを保証できる情報通信機器が必須である。情報提供や教育・相談、保健指導などを行うために、下記の器材を組み合わせて使用する。医師が行うオンライン診療では、テレビ会議システムの利用が認められているが、テレナーシングについての取り決めは現時点ではなく、医療に関連する情報を用いる場合には、P.17 に示した「医療情報システムの安全管理に関するガイドライン」に従う。

1）映像（音声付き動画）の送受信（利用者の顔を見ながらコミュニケーションをはかる）

■テレビ会議システム：専用の映像通信機器や回線を用いた会議システム。

■ Web 会議システム：汎用の情報端末（パソコン、スマートフォン、タブレット）上の Web ブラウザにアプリケーション（以下：アプリ）をインストールすることで利用できる会議システム。複数の利用者間で同時に画像や動画、および音声をやりとりできる。

■ Web カメラ：パソコンなどに接続して映像を入力するための装置。

■マイク：パソコンなどに接続して音声を入力するための装置。

■ヘッドセット：ヘッドホンまたはイヤホンとマイクが一体化した機器でパソコンなどに接続して使用する。頭や耳に固定して利用するため両手が自由になる。

2）音声通話のための電話（音声のみで利用者とのコミュニケーションをはかる）

■固定電話：固定回線を利用した電話である。音質は必ずしも良くないが、通信は安定している。

■携帯電話：携帯電話の基地局から無線で電話回線を利用するもので、場所を選ばず会話できるが、固定回線よりも不安定になることがある。固定回線よりも料金が高額になる場合がある。

■通話アプリ：主にスマートフォンや PC で利用できるアプリで、そのサービスが提供する独自のアプリ間でのみ通話できる。通話料金は比較的安価であることが多い。通信状況によっては遅延、音声途切れが生じることがある。

3）テキストの送受信（文章で利用者とのコミュニケーションをはかる）

■ SMS（Short message service）：携帯電話加入者間で短いテキストメッセージを送るサービス。

■電子メール：インターネットを介してメールを送受信するサービス。テキスト（文章）のほか、各種マルチメディアデータを添付して送受信できる。
■インスタントメッセンジャー：リアルタイムに短いテキストをやりとりするアプリ。近年のものは高機能化しており、たいていが音声通話、ビデオ通話、画像などのデータの添付にも対応している。

4）画像の送受信

■ファクシミリ（FAX）：電話回線を利用して主にモノクロ画像を送受信できるサービス。送受信の速度は非常に遅く、大量のデータのやりとりには向かない。誤送信の危険性と、FAX の設置場所の問題があるため、医療情報、個人情報の送信には適さない。
■電子メール、インスタントメッセンジャー：画像を添付して送受信するが、サービスによってはデータ量節減のために画質などが劣化することがある。

5）バイタルサインズなどの計測機器

■ IoT 機器：（Internet of Things、モノのインターネット）血圧計や体重計、家電他モノに通信モジュールを組み込み、直接インターネットに接続する機器のこと。特に従来はインターネットにつながっていなかった機器に対して言う。
■ウェアラブル端末：リストバンドや時計、腰ベルトに貼付するなど、常に身体に装着して生体情報を取得する端末機器。心拍数、血圧、歩数、睡眠、呼吸数などの身体状態をモニタリングできるものが増えているが、医療用の機器として承認されているかを確認する必要がある。
■汎用端末とデータ通信する計測機器：体重、血圧等計測値を自動または任意にパソコンやタブレット、スマートフォンに取り込むことができる計測機器。専用のアプリが必要である。

2．データ通信関連

安定的な通信方法を利用する。

1）インターネット

コンピュータ（パソコン、スマホ、タブレット、その他）同士をつないだものがネットワーク、ネットワークをつないだものがインターネットである。利用者（宅）とテレナース（センター）間の音声、画像、データなどの情報の通信のために利用する。ネットワークが不安定な場所ではテレナーシングの実施は難しい。インターネットを利用する場合、ウイルス感染や情報漏洩が生じる可能性があるため、セキュリティ対策が必須である。

2）VPN（Virtual Private Network）

共有のネットワークを仮想化して専用回線のように扱う技術。通信状態は回線の影響を受ける。

3）専用線

拠点間で通信をきわめて安全に行う場合や大容量の通信を行う場合、物理的な専用線を引いて用いる。

4）クラウド

共有化されたコンピュータリソース（サーバ、ストレージ、アプリケーションなど）について、利用する側の要求に応じて適宜適切に配分し、ネットワークを通じて提供することを可能とする情報処理形態（経済産業省，2013）をいう。情報やデータを保存するためには、インターネットに個々のパソコンが接続されている必要がある。

5）通信速度の確認

インターネット通信によりテレナーシングを行う場合、ストレスなく通信するためには 10～30Mbps 程度が必要である。ビデオ通話や高画質画像などの通信では帯域が足りなくなることがある。テレナーシング開始前に、利用者宅とテレナース間の通信速度（通信容量）を測定することが望ましい。

3．周辺機器の接続

現在では主に有線は USB、無線は Bluetooth で行われる。Bluetooth は利用者宅の Wi-Fi（2.4GHz）や電子レンジ、オーディオスピーカーなど電波を発生する機器と干渉して通信に不具合を起こすことがある。

NFC（Near Field Communication）は、10cm 未満程度の近距離の無線通信規格で、歩数計、活動量計、体温計や血糖値計等で対応した機器がある。

テレナーシングと情報セキュリティ、リスク管理

1．情報通信システムやデータ通信の安全性に関する基礎

1）情報セキュリティとは

テレナーシングでは、利用者とテレナースがつながるために ICT を利用し、電子機器やコンピュータネットワークを介して、個人の情報を使用する。そのため、個人の健康情報が外部に引き出される脅威にさらされている。情報セキュリティとは、脅威（リスク）に対して安全を確保することを指す。リスクには、以下のようなものがある。

■物理的脅威：地震・洪水などの天災、火災、侵入者による物理的破損など

■人的脅威：ソーシャルエンジニアリング（人の心理の隙をつき機密情報を入手すること）

・身分を詐称して電話などで機密情報を聞き出す

・背後からパスワード入力を覗き盗み見る

・USB の紛失、盗難

・捨てられたメディアからデータを盗む

■技術的脅威：上記以外のコンピュータやネットワークの技術的な脅威

・コンピュータウィルス（マルウェア）

・不正アクセス

・盗聴・改ざん、なりすまし

2）リスクの軽減対策

テレナーシングを行う際の情報セキュリティやリスク管理を行うためには、情報セキュリティ

の専門家に協力を求め、リスクの低減に努める。

- **マルウェア対策**：パソコン、スマホ、タブレットや IoT 機器、さらにはその上で動作するアプリに対して常に最新のセキュリティアップデートを行う
- **不正アクセス対策**：十分な複雑さを持ったパスワード、二要素認証（パスワード以外にもう一要素、SMS やアプリなどで生成したワンタイムトークン、IC カード、生体認証〈指紋、顔、虹彩など〉などで追加認証）
- **盗聴対策**：ネットワークは共通の回線を使用するため、盗聴されないよう通信の暗号化を行う
- **改ざん対策**：送信するデータに、送信した本人のデータであることを証明するための本人電子署名をつける
- **破壊や消去対策**：バックアップをとっておく

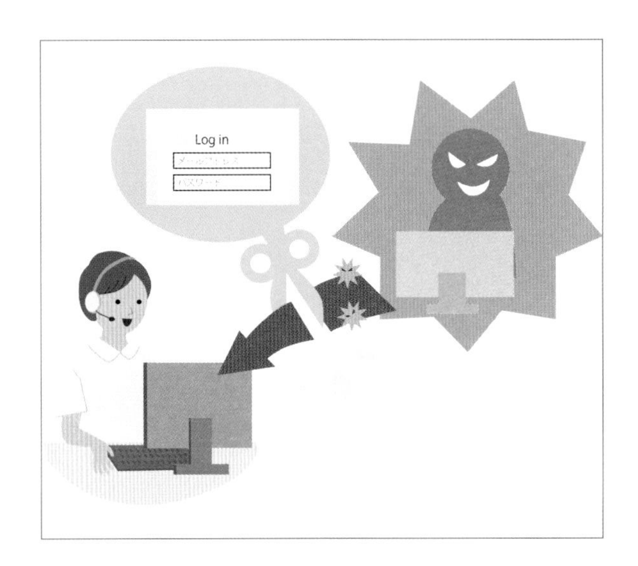

2．情報取得と多職種共有のための説明と同意

テレナーシングを開始する際には、利用者と家族に対し、収集・モニタリングする情報の種類、取得方法、自宅で使用する機器、情報を閲覧する職種、情報を共有する職種と範囲、情報の保存場所、情報セキュリティ対策、本人の認証方法について十分説明し、同意を得た後に開始する。

3．個人情報保護・医療情報の安全管理のための各種ガイドラインの遵守

「オンライン診療の適切な実施に関する指針（厚生労働省，2020)」では、情報セキュリティに関係する法律やガイドラインとして、各省庁から発出されている以下のものを示している。テレナーシングの実施に関しても、これらを理解し遵守する必要がある。

オンライン診療の適切な実施に関する指針（令和元年 7 月一部改訂）
https://www.mhlw.go.jp/content/000534254.pdf

個人情報の保護に関する法律（平成 15 年法律第 57 号）（抄）
https://elaws.e-gov.go.jp/document?lawid=415AC0000000057

（安全管理措置）

第 20 条 個人情報取扱事業者は、その取り扱う個人データの漏えい、滅失又はき損の防止その他の個人データの安全管理のために必要かつ適切な措置を講じなければならない。

（従業者の監督）

第 21 条 個人情報取扱事業者は、その従業者に個人データを取り扱わせるに当たっては、当該個人データの安全管理が

図られるよう、当該従業者に対する必要かつ適切な監督を行わなければならない。
（委託先の監督）
第 22 条 個人情報取扱事業者は、個人データの取扱いの全部又は一部を委託する場合は、その取扱いを委託された個人データの安全管理が図られるよう、委託を受けた者に対する必要かつ適切な監督を行わなければならない。

医療情報システムの安全管理に関するガイドライン第 5.1 版
（令和 3 年 1 月 29 日、医政発第 0129 第 1 号厚生労働省医政局長名通知）
https://www.mhlw.go.jp/stf/shingi/0000516275.html

医療情報を取り扱う情報システム・サービスの事業提供者における安全管理ガイドライン
（令和 2 年 8 月 21 日改正 総務省・経済産業省）
https://www.soumu.go.jp/main_content/000703894.pdf

個人情報の適切な取扱いに係る基幹システムのセキュリティ対策の強化について（依頼）
（平成 27 年 12 月 18 日老発 1218 第 1 号・保発 1218 第 1 号厚生労働省老健局長及び保険局長連名通知）
https://www.mhlw.go.jp/topics/bukyoku/seisaku/kojin/dl/270617-1.pdf

医療・介護関係事業者における個人情報の適切な取扱いのためのガイダンス
（令和 2 年 10 月 9 日一部改正　個情第 1315 号・老発 1009 第 1 号個人情報保護委員会事務局長、厚生労働省医政局長連名通知）

そのほか、看護師の行動指針として、看護職の倫理綱領（令和 3 年 3 月 15 日）がある。
https://www.nurse.or.jp/nursing/practice/rinri/pdf/code_of_ethics.pdf
看護職は対象となる人々の秘密を保持し、取得した個人情報は適切に取り扱うことのほか、人々の権利の尊重、実施した看護について個人としての責任をもつこと、多職種で協働し、よりよい保健・医療・福祉を実現することなどが謳われている。

第3章 テレナーシングの関連法規と倫理

テレナーシングの方法と法的側面

保健師助産師看護師(保助看)法(1948) では、看護師の業務は「診療の補助」と「療養上の世話」とされており、テレナーシングも保助看法に基づいて行われるものである。

これまで看護職は、一般電話を用いた健康相談を行ってきた。現在ではブロードバンドや通信機器、IoT の進展により、テレビ会議システムを活用することで利用者と対面しながら会話することができ、ディスプレイ越しに、利用者の表情や生活状況の観察も行うことができるようになった。

また、血圧、体温、酸素飽和度、血糖値、体重、1日歩数など、計測機器からリアルタイムにデータを送受信することも可能となり、利用者の心身状態のモニタリングが可能となっている。これらにより、一般電話よりも多くの情報を集めることができ、それに基づいて適切な看護アセスメントのもと、看護相談や保健指導を行うことができる。

医療機関と連携して行う、疾患を抱え在宅療養する利用者に対するテレナーシングにおいては、医師の指示の下に行う必要がある。そのため、医療機関に通院している利用者を対象としたテレナーシングでは、医師による指示書、また訪問看護ステーションの利用者を対象としたテレナーシングでは、訪問看護指示書を発行した医師による指示書が不可欠となる。

看護師は、テレナーシングによる遠隔での利用者への保健指導などを行う際には、氏名を名のり、身分証や名札を画面にかざして身分を明確にする。

さらに、別人が利用者になりすましてテレナーシングを受けることはテレナースとの信頼関係にも影響を与えるため、毎回本人確認を行う必要がある。

テレナーシングと倫理原則

1. 倫理原則

看護職が自ら専門職として行うテレナーシングの責任と役割を社会に対して示すことが大切である。テレナーシングは高い判断力やコミュニケーション力が求められるため、テレナースは、利用者との信頼関係のもと、適切な関係性（治療的関係性）を初期に構築する必要がある。利用者の人格や価値観を尊重した態度で接し、尊厳を守らなければならない。利用者の看護に最善を尽くし、利用者がその人らしく生きる権利を守る必要がある。看護職の倫理綱領（日本看護協会, 2021）を参考に、倫理原則に従ってテレナーシングを行う。テレナースは業務上知り得た個人の情報の守秘義務を遵守する。テレナーシングは利用者のプライバシーを守ることができる場所で行うことが必要である。

2．説明責任

テレナーシングにおける説明責任として、テレナーシングの内容、提供の方法、テレナーシングで行えること・行えないこと、テレナーシングの中止・終了の基準などを正しく伝える。ディスプレイを介したコミュニケーションでは、情報欠損や遅延が生じることがあるため、利用者や家族の理解を必ず確認する。

3．情報の管理

テレナーシングで扱う利用者個人に関する情報、モニタリング情報（心身データ）はセキュリティ対策をとり、適切に保存する。

4．その他

情報提供、教育、相談、保健指導はエビデンスに基づいて行う。テレナーシングは、医師やその他の関連職種と、具体的な看護の提供内容や頻度、観察ポイントなどについて、開始前の情報共有や連携、利用者の状態の報告、緊急性のある状況を把握した際の連絡方法などについて、十分な連携・協働のもとに行うことが必要である。

本テレナーシングガイドラインの位置づけ

本ガイドラインは、テレナーシングについて関連法規との関係性を踏まえ、具体的な実践方法を説明することに主眼を置いている。テレナーシングに関する現時点のエビデンス（科学的根拠）については、システマティックレビューを行い、推奨を提示しているが、テレナーシングの研究報告自体がごく少ない現状である。そのため、ここに示している推奨に必ず従うことを強要するものではない。在宅ケアにおけるテレナーシングでは、利用者はもとより、家族を含めた価値観、希望や好み、費用負担、地域の専門職などの人的・物的資源を踏まえ、個別の状況に合わせ、自立と尊厳を重視した最良の多職種協働によるケアを選択することが重要である。標準的に行われるべき治療やケアを行わずに在宅療養者への二次・三次予防としてのテレナーシングのみを行うことは想定していない。また、ここに示した通りに多職種協働によるテレナーシングを実施した場合の利用者や家族の反応、利用者の心身のアウトカムの改善を保証するものではない。医療・介護裁判の証拠として本ガイドラインを利用することは想定していないため、本ガイドラインの通りに多職種協働ケアが行われなかったという理由で、過失や責任を問われることは適切ではない。当学会は、本ガイドラインを裁判や訴訟などの証拠として利用することを認めていない。

第4章 テレナーシングの実践方法

テレナースがもつべき姿勢

前述のようにテレナーシングを提供する看護職を、「テレナース」と称する。テレナースは、利用者との信頼関係のもとに治療的関係性をつくることが必要である。直接対面する看護とは異なる方法であるため、モニタリングデータは正しく評価し、そこから利用者の病状や状況を推論し、利用者との遠隔コミュニケーションによって情報を加えて状況の判断を行う。利用者へは、利用者を中心とした情報提供、教育、看護相談とメンタリング、そしてエビデンスに基づく保健指導を行う。

テレナースには、利用者との肯定的コミュニケーションの姿勢、利用者を傾聴する姿勢、親身に相談にのるメンタリングの姿勢が必要である（図１）。

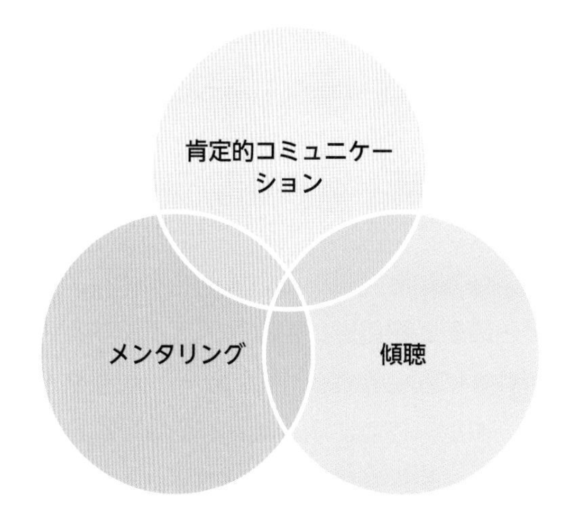

図１　テレナースが持つべき基本的な姿勢

テレナースに必要な能力とスキル

テレナースは、利用者との関係性をつくり、コミュニケーションを軸として、利用者を理解するために、以下のような能力とスキルが必要である。

①テレナーシングに関する専門的な能力とスキル：利用者のアセスメント、ICT や使用する機器の基本的操作など

②テレナーシングの効果的な方法に関する能力とスキル：言語的スキル、分析スキル、要約してまとめる力、自立して業務を行うことなど
③テレナーシングの利用者とのコミュニケーション能力とスキル：利用者を傾聴し、共感的態度で接し、対話を通してわかりやすく伝えるという、安全なコミュニケーションを成立させるためのスキル
④メンタリング能力とスキル：共感的に話を聞き、親身に相談にのるスキル
⑤利用者の意思決定を支える能力とスキル
⑥看護プロトコルや手順書に従って、利用者の状況を判断しトリアージする能力
⑦専門職間の連携と協働の能力とスキル

テレナーシングのためのコミュニケーション技法

遠隔コミュニケーションは、テレナーシングの中心である。ICT を介したコミュニケーションであるため、次のような点に留意する。

①あいさつ・自己紹介・利用者の確認

はじめにあいさつと自己紹介を行い、相手が安心できるようにする。テレナーシングとはどのように行われるかを紹介する。画面の前にいるのは利用者本人であるのか確認する。

②ゆっくり、はっきり平易な言葉で話す

インターネットを介した対話では、質問・発話はゆっくり、はっきりとした平易な言葉で行う。聴覚の加齢性変化により高音が聞き取りづらくなり情報に欠損が生じやすくなるため、なるべく低い声で話す。聞き間違えも生じることがあるため、重要なことは複数回繰り返して、確認する。

③会話の衝突を避け順番に話す

インターネット上のコミュニケーションでは、同時に会話すると言葉が重なり合い、音声が伝わらないことが多い。テレナースと利用者のどちらかが話しているときには、もう一方の人は発話が終わるまで発話を待つことが必要である。

④質問の順序は、全体的な質問から焦点化した質問へ

「今日の調子はいかがですか？」のようなオープンエンドな質問から始め、徐々に問題に焦点化した質問に進めていく。「今日はお体に痛みはありますか？」から始め、「痛む場所はどこですか？」「どのような痛みですか？」「一日中痛みますか？ 特定の時間帯だけ痛みますか？」のように焦点化した質問へと進め、利用者に生じている状況を把握・理解していく。

⑤傾聴と共感の姿勢をもつ

利用者の感情や気持ちを傾聴し、受け止め、共有することが“共感”である。利用者が息切れ症状で苦痛を感じているときに「苦しい思いをしている」ということを、また嬉しいことを話しているときには「嬉しい思いを話してくれた」ということを理解して、共感する態度で接する必要がある。共感されることで自分の存在が認められたという思いが生じると言える。

⑥遅延の技術を用いる

利用者が自身で考えることができるよう、決断や決定を拙速に行わず、ゆっくりと時間をかけて行えるようにすることも大切である。状況に応じてこの技術を用いる。

⑦身振り、表情、うなずきなど、非言語的コミュニケーションを活用する

テレビ電話を介したテレナーシングでは、非言語的コミュニケーションも重要なコミュニケーションに含まれる。身振り、手振り、うなずきなどを取り入れて、言語的コミュニケーションを促進するように進める。

⑧画面上の動作はゆっくりと大きく

画面内の動きやジェスチャーや身振り、うなずきなどが小さい場合、画面越しの利用者には、十分にそれが伝わりにくいため、動作はゆっくりと、大きく行う。また、カメラに映る範囲内で動作を行う。

⑨色、サイズの伝え方を決めておく

皮膚や創の色味や大きさを伝えやすくするために図2のような色見本やスケールを予め利用者に渡すことも検討する。(巻末の特別付録カードの色見本を活用)

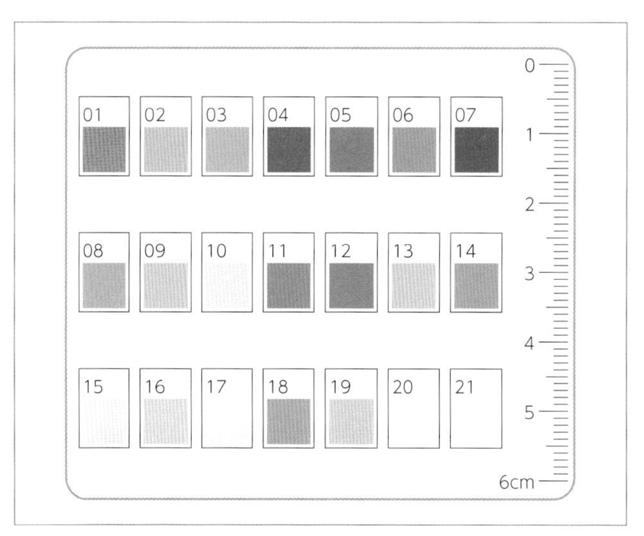

図2　色見本とスケール

⑩会話、表情、感情、行動、動作の観察を行う

言語的コミュニケーションに加え、利用者の表情、感情面、動作など、非言語的な情報も重要な情報である。そのため、テレビ画面を介しての観察による情報収集も行う。

⑪通信不良に備える

ICTを介しているため、予期せぬ通信不良が生じ、音声が突然途絶えることも想定されるため、「はい・いいえ」や「○・×」をあらかじめ書いた用紙などを用意してもらい、最低限の意思疎通を図る手段を考えておく（図3）。

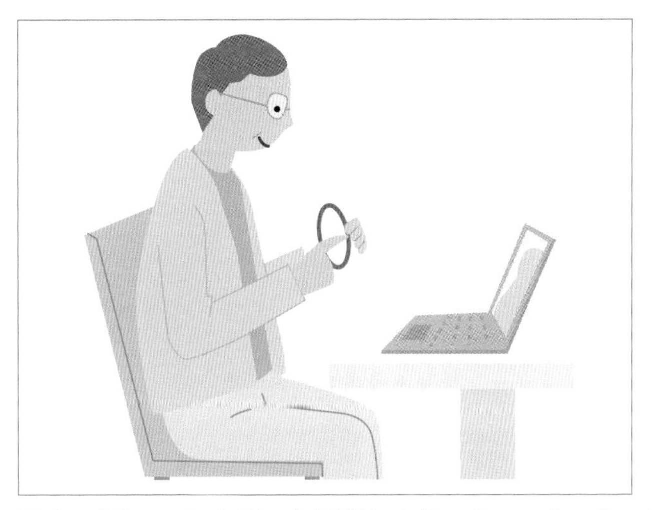

図3 「○・×」を書いた用紙によるコミュニケーション

⑫終了時のあいさつ

テレナーシングのセッションを終える際にはまとめを行い、課題があれば確認し、気持ちのよいあいさつを行って終結する。

テレナーシングの実践方法

1．テレナーシングの方法

現段階でテレナーシングを実施するためには、次の2つの方法が考えられる。

①テレビ会議システムを利用したテレナーシングの方法

テレビ会議システムを利用した、テレナースと利用者のweb上での対面によるテレナーシングの提供方法である。対面しながら相互のコミュニケーションを図り、心身状態をディスプレイ越しに観察し、その日の調子、最近の経過、バイタルサインズ、薬剤使用状況、症状、生活の状況などを問診して健康状態や病状を把握し、看護職からの情報提供、教育、看護相談・保健指導を提供するものである。利用者の表情や声のトーンなどの観察も大切である。

②遠隔モニタリングを併用したテレナーシングの方法

医療機関に通院中、あるいは退院後の慢性疾患療養者を対象として、そのフォローアップを行うために疾患特性に応じた症状に関する特定のスコア、心理的状態、生理学的データ、利用者自身が測定したバイタルサインズ等についてテレナースにICTを用いて送信し、テレナースはその結果に基づいて、看護相談・保健指導などを提供する方法である。利用者への看護相談・保健指導には、電話やテレビ会議システムを使用する。(p.30に詳述)

2．健康増進・健康支援を目的としたテレナーシング

健診結果を利用した疾病予防プログラムの提供などがある。糖尿病、腎疾患、心疾患などの発症予防のため、健診の結果で一定の閾値を超えた者を対象としたオンライン保健指導を行うものである。

助産師による妊婦への相談ではCOVID-19による影響で、自治体が行う母親学級や両親学級など集団指導や妊婦相談、また新生児訪問、乳幼児健診などが制約を受けた。そこで、オンラインで妊婦や母親の不安を軽減する遠隔助産師相談を行っている例がある。相談には、妊娠中の不安や体調不良、産後の子育てや授乳、離乳食などがあり、テレビ会議システムを利用して、助産師が妊産婦の表情を見ながら情報提供や相談に応じている。困難ケースは地域機関と情報共有したり、メンタルヘルスの専門家と連携することが重要となる。

3．慢性疾患自己管理支援を目的としたテレナーシング

テレナーシングによる慢性疾患自己管理支援を行う場合、導入期に利用者と目標を設定することが必要である。導入期の支援では、利用者とテレナースの遠隔コミュニケーションによる目標共有を行い、ギャップがあれば見直して、達成可能な目標を設定し、そのための具体的な療養行動をともに考えることが重要となる。

*

テレナーシングは、直接の対面看護とは異なり、利用者に実際に触れることはできない。しかし、これらとは異なる看護の機能を活用して、親身に相談にのり、利用者とともに具体策を考え、利用者自身の療養行動や実行力を引き出す長期的な相談支援を行うことができる。テレナースは、利用者が心配していることに注目し、心身の状態や出来事をともに振り返りながら、継続している保健行動を肯定的に評価して励まし、目標達成ができなかった場合でも、その理由をともに考える姿勢を持つ必要がある。

しかし、テレナーシングの利用が向かない人も少なからず存在するため、本人の意欲や端末操作の能力、家族からの支援などを考慮して、継続の可否を検討し、適用基準を満たさない場合、直接対面の看護に切り替える。また、テレナーシングの終結をいつにするかについても、開始時に本人や家族と話し合っておく必要がある。

4．テレナーシング導入までの手順および留意事項

医療機関内あるいは医療機関等と連携して行うテレナーシングでは、まず適用を確認し、医師から指示を受ける。その後、利用者に対し実施する内容を説明し、必要な器材を用意したうえで開始となる。モニタリングの頻度は医師からの指示により決定する。

ここでは、1）～5）でテレナーシング導入までの手順について示す。また、6）～10）でテレナーシングを実施していく上で対応が必要となる留意点などについて示す。

1）テレナーシングを開始するための対象者・家族・家庭環境のアセスメント

テレナーシングの利用者には、以下のようなアセスメントを行い、機器の取り扱い、療養やセルフケア意識などからテレナーシングの利用が適切な支援であるか確認する。

（1）利用者

①基礎疾患、合併症、既往歴

基礎疾患、重症度、療養上の制限、治療方針、治療内容、合併症の有無、既往歴などをアセスメントする。高血圧、糖尿病、慢性心不全などの慢性疾患は、薬物療法だけでなく、栄養管理や運動療法などが必要である。また、理学療法や血糖値測定、血圧や体重の自己管理が必要となる疾患もある。これら医療情報をテレナーシングシステムで取り扱う場合は、「医療情報システム

の安全管理に関するガイドライン」（p.17 参照）に沿った対策を行う必要がある。

②バイタルサインズ、生化学的データ

血圧、脈拍、体温、血糖値、体重など身体の生命活動を表すデータ、１日の歩数や活動量など、疾患や健康管理のために必要な情報を収集する。

③セルフケア意識と行動

テレナーシングは、本人のセルフケアを支援し、セルフケア力を強化することを目的とする。慢性疾患のセルフケアには、疾患の理解、疾患への意識、治療への正しい知識、家族や周囲からの支援などが必要となる。セルフケアへの意識が低い場合、まず自己の健康や体調への関心を高めることからスタートする必要がある。

④認知機能、理解力

バイタルサインズの自己測定やモニタリング情報の入力が必要な場合には、テレナーシング開始前に認知機能や理解力をアセスメントする。認知機能の低下が疑われる場合、家族に様子を確認する。家族・介護者の協力が得られれば、テレナーシングの利用は可能である。

⑤四肢運動機能

モニタリングデータの自己測定や情報入力用端末を使用する場合、四肢運動機能に支障がないか確認する。高齢者では握力の低下、上肢の挙上に支障がある場合や、上肢に麻痺や拘縮がある場合はこれらに支障が生じる場合がある。家族・介護者の協力が得られれば、テレナーシングの利用は可能である。

⑥テレナーシングに伴う機器操作への理解

テレナーシングに使用する器材の使用目的、使用・操作方法、遠隔モニタリングを併用する場合のデータ送信、データ通信上の安全対策、テレビ会議システムの利用方法などの理解を確認する。家族・介護者が代理でこれらを行う場合は、家族らの機器操作の理解を確認する。

（2）家族

家族の健康に関する考え方、在宅療養に関する考え方を把握し、療養、およびテレナーシングにどの程度協力が可能かを把握する。また、利用者が自身でのモニタリングデータの測定と送信が困難な場合は、家族の協力が得られるか確認する。また、家族の中でキーパーソンを決め、何かあったときのために連絡先や連絡方法を共有しておく。

（3）家庭環境

テレナーシング利用者宅のインターネット接続環境や、情報入力用端末の設置場所、電源が確保できるか確認する。webカメラでは、利用者の背後が広角に映ることを伝えておく必要がある。

また、テレビ会議システムによる観察を行う際の室内の明るさの確保は重要である。室内の照度不足や逆光となる場合、画面に映る利用者が暗くなり、表情や顔色などが読み取れない不都合が生じる。窓際に端末を設置している場合には、カーテンや障子をあけ、外の光を採り入れるなど、室内の明るさを確保する。端末の設置が窓際でない場合は、蛍光灯を点灯し、できる限り利用者の前方からの光源を確保する。

（4）プライバシーの確保

利用者のプライバシーに配慮し、個室などが確保できるか確認する。家族など同席者がある場合は予め看護師に伝えてもらう。

2）テレナーシングの適用基準・開始基準

（1）テレナーシングの適用基準

適用基準は利用者の状態をアセスメントし、テレナーシングを適用することが可能であるか、医師・看護職が判断する基準である。主として安定した病態にある在宅療養者がテレナーシングの適用となる。慢性疾患の多くは生活習慣と深く関係しており、セルフケアが必要となる。これに加え、疾患の増悪予防のための対処法など、疾病の自己管理に関する知識を獲得するために、医療者との継続的なコミュニケーションが必要となる。慢性疾患をもつ人へのテレナーシングでは、個別の特性や生活背景をよく理解した上で、テレナーシングの適用を判断する。

（2）テレナーシングの開始基準

上記の適用基準を満たした者について本人と家族が在宅療養を希望し、セルフケア行動への支援を必要としている場合、表1のテレナーシング開始基準を満たすことが必要である。

表1　**テレナーシング開始基準**

1. 本人が在宅（療養）している
2. 本人が慢性疾患等の自己管理に意欲があり、テレナーシングを希望している
3. 医師がテレナーシングの指示書を作成している
4. 本人の心身状態が安定している
5. 事前に対面での面談によって、本人の心身状態を確認している
6. テレナーシングについての説明と同意が得られている
7. 生活習慣や健康行動の変容、疾患の自己管理に専門職の支援が必要である
8. その他、不安、悩み、問題に直面しており、継続的なサポートを必要としている
9. テレナーシング計画・看護プロトコルが作成されている
10. 機器を自宅に設置することが可能である
11. インターネットなどの通信環境がある

3）テレナーシングに向かない対象者

認知機能低下やセルフケア意識が非常に低い者にテレナーシングを開始するためには、家族の協力が必要となる。また、療養に意欲的でない者などでは、テレナーシングを開始する前に、対面による適切な支援を行う必要がある。テレナーシングに向かない対象者を表2に示した。

表2　**テレナーシングに向かない対象者**

1. 終末期にあり、機器操作などが困難
2. 認知機能の低下、四肢の運動機能の低下、言語的コミュニケーションをとることが困難などで代替する家族がいない、または家族の協力が得られない
3. セルフケア意識が低い　など

4）テレナーシング計画（テレナーシング指示書含む）

テレナーシングの適用基準を満たしている場合、医師からテレナーシング指示書（図4）を受け、テレナーシング計画書を作成する。また看護プロトコルの内容を医師と確認し、個別のモニタリング値の判断（トリガー）ポイント、病状変化時の看護対応、連絡先、連絡手段について決めておく。

テレナーシング指示書の例

指示期間（　　年　　月　　日〜　　年　　月　　日）

<table>
<tr><td>対象者氏名</td><td colspan="3"></td><td>生年月日</td><td colspan="2">明・大・昭・平・令　　年　　月　　日</td><td>性別</td><td>男・女</td></tr>
<tr><td colspan="2">介護者氏名・続柄</td><td colspan="7"></td></tr>
<tr><td>対象者住所</td><td colspan="8">電話（　　　）　　-</td></tr>
<tr><td>主たる傷病名</td><td colspan="8"></td></tr>
<tr><td>テレナーシングの目的など</td><td colspan="8"></td></tr>
<tr><td rowspan="6">現在の状況</td><td colspan="2">病状・治療等の経過</td><td colspan="6"></td></tr>
<tr><td colspan="2">投与中の薬剤の用法・用量・回数</td><td colspan="6">1　　2　　3　　4
5　　6　　7　　8
9　　10</td></tr>
<tr><td colspan="2" rowspan="2">日常生活自立度
認知の状況</td><td>寝たきり度</td><td colspan="5">自立・J1・J2・A1・A2・B1・B2・C1・C2</td></tr>
<tr><td>認知の状況</td><td colspan="5">自立・Ⅰ・Ⅱa・Ⅱb・Ⅲ・Ⅳ・M</td></tr>
<tr><td colspan="2">要介護認定の状況</td><td colspan="6">要支援（1・2）　　要介護（1・2・3・4・5）</td></tr>
<tr><td colspan="2">利用中のサービス</td><td colspan="6">訪問診療・訪問介護・訪問看護・訪問入浴・訪問リハビリテーション・
通所介護（デイサービス）・通所リハビリテーション（デイケア）・
短期入所生活介護（特養等）・夜間対応型訪問介護・短期入所療養介護（老健／診療所）・
特定施設入居者生活介護・福祉用具貸与・住宅改修</td></tr>
<tr><td rowspan="4">必要なモニタリング項目</td><td>体温</td><td>血圧</td><td>脈拍</td><td>酸素飽和度</td><td>呼気</td><td colspan="3">呼気炭酸ガス</td></tr>
<tr><td>咳</td><td>痰</td><td>呼吸困難感</td><td>睡眠時間</td><td>血糖値</td><td colspan="3">浮腫</td></tr>
<tr><td>食欲</td><td>水分摂取量</td><td>排尿回数</td><td>排便回数</td><td>歩行数</td><td colspan="3">運動</td></tr>
<tr><td>痛み</td><td>その他</td><td colspan="6"></td></tr>
<tr><td rowspan="3">医療的処置</td><td>点滴管理</td><td>透析</td><td>中心静脈栄養</td><td>ストーマ（人工肛門）の処置</td><td>酸素療法</td><td colspan="3">レスピレーター（人工呼吸器）</td></tr>
<tr><td>気管切開処置</td><td>疼痛管理</td><td>経管栄養</td><td>皮膚処置</td><td>褥瘡の処置</td><td colspan="3">カテーテル管理</td></tr>
<tr><td colspan="8">その他</td></tr>
<tr><td rowspan="7">留意事項</td><td colspan="2" rowspan="2">トリガーポイント</td><td colspan="6">酸素飽和度（　　　　）％以下　　体温（　　　）度以上</td></tr>
<tr><td colspan="6"></td></tr>
<tr><td colspan="2">使用医療機器等の操作援助・管理</td><td colspan="6"></td></tr>
<tr><td colspan="2">病状変化時の受診の指示</td><td colspan="6"></td></tr>
<tr><td colspan="2">その他の指示</td><td colspan="6"></td></tr>
<tr><td colspan="2">緊急時の連絡方法</td><td colspan="6">病院に電話・電子メール・その他（　　　　　　　　　）</td></tr>
<tr><td colspan="2">不在時の対処法</td><td colspan="6">病院の（　　　　　）に電話・電子メール・その他（　　　　　）</td></tr>
<tr><td>特記すべき事項</td><td colspan="8">（注：薬の相互作用・副作用についての留意点・薬物アレルギーの既往があれば記載してください）</td></tr>
</table>

上記の通りテレナーシングの実施を指示します

テレナーシングセンター　様　　　　　　年　　月　　日

医療機関名

診療科名

医師氏名

電子メール

図4　テレナーシング指示書の例

5）テレナーシング開始前の説明と同意の取得

テレナーシング開始前に、利用者と家族に対して、テレナーシングの説明書を用いて、方法、目的、使用する器材、テレナーシングでできること・できないこと、実施期間などを説明する（図5）。利用者と家族の理解を確認し、同意書に署名を得る。また利用の中断や中止は自由であることを伝える。

テレナーシングの説明および同意書の例

テレナーシングとは

テレナーシングは、在宅療養なさる方を対象として、日々の血圧や酸素飽和度、食欲などの心身に関する情報を、ご本人様からインターネットを用いて看護モニターセンターに送信していただき、この情報に基づいて健康状態を看護師が把握し、安定した療養生活を送っていただくために、電話やテレビ電話を用いて遠隔地から看護相談・保健指導を行う方法です。

ご本人が行うこと

ご自宅にテレナーシングを行うために必要な端末一式を貸し出し、設置いたします。1日1回、決められた時間までに、端末画面に表示される心身に関する質問項目のすべてに正確に回答してください。回答方法は、絵柄の選択肢の中から該当するものを選び、指で画面をタッチします。最後の項目が終了したら「送信」ボタンを押し、看護モニターセンターに送信してください。

テレナーシングの方法とデータの利用

看護モニターセンターでは送信したデータを看護師が確認し、日々の心身の状態を把握し、前日との違いを見たうえで、必要に応じて電話やテレビ電話による看護相談・保健指導を行います。

医師と予め決めた基準に従って、病状が悪化することを防ぐように看護相談や保健指導を行います。必要に応じて、受診をお勧めすることなどがあります。

テレナーシングではできないこと

テレナーシングは、日々の心身の状態の観察、および変化を早期にとらえて看護相談を提供し、急激な病状変化を防ぐことを目的としています。急な病状変化が生じた場合は、緊急連絡先にご連絡いただき、医師の診療を受けることが必要となります。

情報の管理

送信していただく情報はSSL暗号化しています。端末内部には情報が残ることはありません。データの保管はクラウド上で行っていますが、一定の安全対策をとっています。

テレナーシング実施上の注意点

端末は個人認証を行っています。ご本人以外が使用になることはお控えください。情報の送信は決められた時間までに行ってください。プライバシーを守ることができるお部屋で行ってください。

テレナーシング看護モニターセンター代表者　●●●●
△△区××町○-○　□□□大学内
緊急連絡先　03-××××-1234

テレナーシング実施の同意書

私は、慢性疾患在宅療養者のためのテレナーシングについて説明を受け、実施方法、注意点等について十分に理解しましたので、テレナーシングの実施について同意します。

日付：　　年　　月　　日　本人または代理人（続柄　　　　）
署名＿＿＿＿＿＿＿＿＿＿

上記対象者について、テレナーシングの実施に関する説明を行いました。

日付：　　年　　月　　日　施設名＿＿＿＿＿＿＿＿＿＿

説明者署名＿＿＿＿＿＿＿＿＿＿

図5　**テレナーシングの説明および同意書の例**

6）緊急時の対応について

テレナーシングは、病状の安定期に利用することが原則である。増悪の徴候を早期に把握することで、急激な病状変化を防ぐことに意義がある。病状の急激な変化に備えて、緊急対応の方法について利用者、家族、かかりつけ医などと取り決めておく。

■利用者の病状急変時

医師のテレナーシング指示書、あるいは利用者のテレナーシング同意書に記載されている家族・介護者（３名程度を決めてリストを作成しておく）に電話で連絡を行い、状況を説明・報告する。

かかりつけ医にも指示書に記載されている方法で、速やかに連絡・報告を行う。その際に受診の指示があれば、日時を確認して、家族に連絡して受診につなげる。医師が訪問診療や往診によって診察する場合にも、家族と連絡を取り、状況を伝える必要がある。平日、週末、夜間などで連絡方法が異なる場合があるので、予め明文化し、いつでも連絡が取れる体制を構築しておく。

■遠隔医療機器のトラブル

居宅で使用するパソコン、情報入力用端末、計測機器、通信機器などは定期的に保守・管理を行い、故障・破損などが発生した場合は、取り決めた業者に速やかにコンタクトをとり、９）の対応を依頼することが必要である。

７）急性増悪期のテレナーシングの注意点

心身情報を詳細に分析し、変化の傾向を確認する。医師との間で取り決めた対応内容に従ってテレビ電話や一般電話により直接本人の状態を確認するとともに、対面診療に早期につなげる。

医師との連絡方法（電子メールや電話など）、時間外や週末の場合の対応方法については、予め取り決めをしておく。テレナースの対応内容を主治医に報告し、利用者が速やかに受診し、必要な治療につながったか、また、重症化したり増悪を回避することができたかを確認する。

８）終末・看取り期のテレナーシングの注意点

利用者の全身状態の低下や急変へのリスクが見込まれる場合、ケア提供方法を医師と慎重かつ十分に検討する必要がある。その上で、利用者にとって、テレナーシングによるケア提供が有用であると判断した場合にのみ実施する。加えて、利用者のセルフケアや言語的コミュニケーション、日々の機器操作の実施が可能であるかを検討する。病状が重症化してバイタルデータの自己測定や送信、テレビ電話への対応が困難な状況となった場合、家族とも相談し、関係機関との連携、調整を通して利用者にかかわる多職種でよりよいケアが提供できるよう検討することが必要である。

９）遠隔医療機器のトラブルシューティング

機器・システムに関する障害が発生した場合の連絡先を事前に明確にしておくことは、速やかなトラブルシューティングに役立つ。そのため、利用者に対しても、機器やシステム上で困った際に、どこに問い合わせをすればよいのかを予め説明しておく必要がある。テレナーシングに携わる看護職が、使用する機材やシステムの基本的な仕組み、特徴を理解しておくことも必要であるが、システム上の問題の識別、原因の切り分けは、システムエンジニアやシステム業者等の専門職との連携が重要である。このため、いつから、どのような場面で、どのような障害が発生しているのかを丁寧に利用者から聴取し、システムの専門職へ報告し、速やかな対応へつなげる。

10）テレナーシングの中止・終了基準

テレナーシングには限界があることも理解し、中止や終了する基準を対象者に説明する。あらゆる方向から検討したうえで、表３の場合は継続が困難であると判断し、対象者・家族の了解のもと、テレナーシングを中止・終了する。

表3　**テレナーシングの中止・終了基準**

1．**本人から中止の申し出がある**
・テレナーシングによる相談にストレスを感じ、負担感が強いなど
2．**健康状態に合わせた生活習慣を獲得でき、継続的に支援する必要がなくなった**
3．**支援を行っても機器の操作が困難である**
・パソコンや情報の入力や操作方法を繰り返し説明しても理解することが困難である場合、主治医やケアマネジャーと連携を図り、ほかのケア方法を検討する
4．**プロトコルから逸脱する**
・プロトコルから逸脱するイベントの発生や入院した場合、中止する
5．**インターネットの通信状況が悪い**
・通信環境に問題がある場合、ディスプレイ越しの対面が難しい

遠隔モニタリングによるセルフケア支援の方法

1．遠隔モニタリングとセルフケア支援

利用者の疾患や健康状態を専門職が評価するために、利用者が居宅で測定したバイタルサイン、あるいは症状、症状に関する特定のスコア、心理的状態、生理学的データなどを、ICTを利用して情報を管理する場所（医療機関・モニターセンターなど）に送信し、それらを医師・看護職などの専門職が閲覧・監視・評価することを「遠隔モニタリング」と言う。

遠隔モニタリングを併用するテレナーシングでは、各利用者に応じたモニタリングの視点を医師と共に検討し、協働体制を構築し、データの前回値や経時的傾向を比較し、正常範囲からの逸脱の有無を評価する。主疾患、合併症、および個別性を考慮した上で、予め症状やデータの正常閾値（トリガーポイント）をテレナーシングの指示書を発行したかかりつけ医と連携して設定することで、病状の安定性の確認を行い、セルフケアのための保健指導に活用する。バイタルサインズの測定やデータ送信は、利用者・家族が行う必要があるものが多いため、機器の取り扱いについて説明し、理解が十分であるか確認する。まれに、利用者は症状やデータを送信したつもりであっても、入力項目や、送信ボタンの押し忘れが生じることがある。また、通信不良により情報送信が行えないことが生じるため、欠損データや所定の日にモニタリングデータが届いていない場合には、利用者に連絡をとることも必要である。遠隔モニタリングを行う場合、利用者－かかりつけ医－テレナース間の情報共有と連携が不可欠であるとともに、セルフケア支援のための協働姿勢が必要である。

2．遠隔モニタリング方法

遠隔モニタリングにより、医師・看護師は日常的継続的に利用者の心身の様子を遠隔地から把握することができる。

体温、血圧、脈拍、心拍数、経皮的酸素飽和度（SpO_2）、体重、歩数、活動量、睡眠時間、血糖値等、具体的な項目を検討する。無線通信機器を利用するか、通信端末から療養者に直接入力してもらうことによってバイタルサインをモニタリングすることができる。在宅療養者の主疾患や症状によってモニタリングすべき項目は異なるため、医師と連携して、指示（P.27、図4参照）に応じて必要な項目を検討する。

主な慢性疾患のモニタリングとセルフケア支援のポイント

在宅ケアの対象者に頻度の高い疾患に焦点をあて、モニタリングのポイントについて触れる。

1．慢性閉塞性肺疾患（COPD）療養者のモニタリングとセルフケア支援のポイント（表4）

COPDはタバコ煙を主とする有害物質を長期に吸入曝露することにより生じる肺疾患であり、呼吸機能検査で気流閉塞を示す（日本呼吸器学会，2018）。一般に進行性であり療養は長期にわたるため、セルフマネジメントにより急性増悪を予防していくことが重要である。テレナーシングでは、日々の酸素飽和度（SpO_2）、咳、痰の量や性状・色、身体の可動性、歩数、意識の状態、息切れの程度（修正 Borg scale スコア）などの情報を継続的に評価するとよい。

また、脳血管疾患や冠動脈疾患、慢性腎不全等の疾患を合併しやすいため、浮腫、体重、動悸などの症状も把握し、合併症の増悪を早期に把握することが望ましい。その他、息切れを少なくする労作法や、呼吸器感染症を防ぐなど、包括的リハビリテーションの考え方に基づいた保健指導を進めていく。

病状変化時には、一般電話やテレビ電話等を用いて、呼吸の状態やチアノーゼの有無等を確認し、早い段階で対面診察へつなげることが大切である。

表4　**慢性閉塞性肺疾患（COPD）療養者の主なモニタリング項目と留意点の例**

モニタリング項目	留意点
酸素飽和度（SpO_2）	酸素化の指標であるSpO_2の変化の把握は、急性増悪の早期発見に有用である。低下時には痰の性状や身体可動性を含めて、呼吸状態を評価する。また在宅酸素療法を実施している場合は、正しく酸素吸入を行っているか確認する
体温	呼吸器感染症による発熱を評価し、呼吸状態悪化の早期発見につなげる
睡眠時間・深さ	呼吸状態が悪化している際には、不眠や浅眠になりやすい。このような状態の際には、自覚症状の有無や身体可動性の状況なども合わせて評価する
呼吸困難感	肺うっ血に伴う呼吸困難感を息切れや呼吸回数、息切れのスケール等で評価する
咳・痰	呼吸器感染症によって急性増悪するため、咳の回数や種類、痰の量や色を評価する

2．誤嚥性肺炎療養者のモニタリングとセルフケア支援のポイント（表5）

誤嚥性肺炎は嚥下機能障害のため唾液、食べ物や胃液などと一緒に細菌を気道に誤って吸引することにより発症する（日本呼吸器学会，2017）。高齢者の肺炎の85％以上が誤嚥に関係していると言われている。誤嚥性肺炎は脳梗塞後遺症やパーキンソン病、認知症などの神経疾患や寝たきりの高齢者に生じやすく、その原因の多くは夜間を中心に本人の気づかないうちに唾液や口腔内の残留物を気管に誤嚥する“不顕性誤嚥”であり、いったん肺炎が治癒しても、繰り返し発症することも珍しくない。

テレナーシングでは、誤嚥性肺炎発症の早期発見のほか、摂食嚥下リハビリテーションや、口腔ケアの実施についてサポートしていく。肺炎の症状は、発熱や咳嗽、痰の貯留等が一般的であるが、誤嚥性肺炎を生じやすい高齢者では、一般的な肺炎の症状を示さないことも少なくない。「ハアハアと呼吸が浅く速い」、「何となく元気がない」、「体が異常にだるい」、「食欲がない、食事に時間がかかる」などの症状や状態が把握された場合には、誤嚥性肺炎発症の可能性を考慮し、テレビ電話等で詳細な症状を確認して、かかりつけ医等への連絡を行う必要がある。

表5　誤嚥性肺炎療養者の主なモニタリング項目と留意点の例

モニタリング項目	留意点
酸素飽和度（SpO_2）	肺炎発症時には SpO_2 の低下を伴う場合が多い。低下時には痰の性状や身体可動性を含めて、呼吸状態を評価していく
体温	発熱は肺炎の最も一般的な症状である。高齢者では肺炎発症直後には発熱がみられないこともあるが、数日後に上昇してくることもあるため、継続して評価する
脈拍	一般に肺炎発症時は平常時より頻脈（20回／分程度）となる傾向がある。さらに経口摂取ができない場合は脱水を伴うことがあり、脱水により頻脈となることもある
呼吸音	肺炎による肺雑音や無気肺がないか確認する
呼吸困難感	肺炎の症状によって SpO_2 が低下し、呼吸困難感が生じるため確認する。またチアノーゼ等の有無も評価する
食欲	発熱や呼吸困難感によって食欲低下や脱水が生じることがあるため評価する

3．慢性心不全療養者のモニタリングとセルフケア支援のポイント（表6）

心不全はなんらかの心機能障害が生じて心ポンプ機能の代償機転が破綻した結果、呼吸困難と倦怠感や浮腫が出現し、それに伴い運動耐容能が低下する臨床症候群である（日本循環器学会，日本心不全学会，2018）。急性増悪等により心不全がより重度になると、疲労や呼吸困難感により日常生活全般に大きな悪影響を及ぼし、QOLが著しく低下する。

テレナーシングでは、血圧や息切れ、浮腫、体重の増加等心不全症状を継続的に評価し、重篤な症状への移行を早期に発見し、重症化を防いでいくことが重要である。また、急性増悪は適切な治療の継続や食事、運動などの生活習慣の管理によって予防することが大切であるため、食事や服薬管理の状況等を継続的に観察し、本人や家族によるセルフケアを支援していくことが重要である。

表6　慢性心不全療養者の主なモニタリング項目と留意点の例

モニタリング項目	留意点
酸素飽和度（SpO_2）	急性増悪時には SpO_2 が低下しやすい。高齢者等では呼吸困難感の自覚に乏しい場合もあるため、急性増悪の早期発見のために評価する
脈拍	不整脈の出現や運動時に頻脈になることがある。動悸の自覚等と合わせて評価していくことが必要である
血圧	高血圧は増悪の原因となり、また急性増悪時には低血圧になりやすい。脈拍数や意識状態と合わせて循環動態を評価していく
体重	慢性心不全では安定期から下肢を中心に浮腫を伴う場合が多いが、急性増悪時は浮腫や肺うっ血の増悪により体重増加がみられる。一般に1週間で2kg以上の体重増加の場合は急性増悪を疑い、テレビ電話等で詳細な全身状態の観察を行う
睡眠時間・深さ	慢性心不全の悪化で起座呼吸によって入眠できないこともあるため、睡眠時間や深さを評価する
浮腫	心ポンプ機能の低下によって浮腫が生じることがあるため、浮腫がないか確認する
服薬状況	利尿薬や降圧薬等の治療薬の内服状況を確認する
歩数	症状等による身体活動性の低下がないか評価する

4．糖尿病（主として２型糖尿病）療養者のモニタリングとセルフケア支援のポイント（表７）

糖尿病はインスリン分泌の低下またはインスリン抵抗性の増大により、相対的なインスリン作用不足状態、さらに高血糖や血糖値の変動によって、さまざまな全身の合併症を招く疾患である（日本糖尿病学会，2019）。糖尿病は一般に進行性であり、発症後は生涯にわたって薬物療法や食事療法、運動療法による血糖コントロールに取り組む必要がある。糖尿病に対するテレナーシングでは、血糖値や食事量、運動量を評価し療養指導等を行っていく。また、糖尿病では食事や運動といった生活行動が療養そのものであるため、食事療法、運動療法、薬物療法を継続するために、ねぎらいの言葉や励ましも重要な支援と言える。

食事療法では、指示された１日の摂取カロリーをバランスよく摂るよう促す。食物繊維が食後高血糖の予防に効果があることから、野菜の摂取を勧めるなど、食事内容が適切かどうかも把握していく必要がある。

また、週３日程度の運動習慣はインスリン抵抗性の改善や血糖値の是正、合併症予防に効果があるとされており、毎日の歩数や体重等を把握し、運動が適切に続けられているか評価する。

その他、内服治療やインスリン自己注射が適切に行えているか、特に高齢者の場合は、低血糖時にも自覚症状に乏しい場合があり、シックデイの対応なども含め、本人の理解を確認し、遠隔看護保健指導により、アドヒアランスを高めていくことが重要である。

表７　**糖尿病療養者の主なモニタリング項目と留意点の例**

モニタリング項目	留意点
血糖値（随時または空腹時）	低血糖や高血糖が生じることがあるため、自己血糖測定（SMBG）、持続血糖測定（CGM）値などが至適範囲内か評価する
体温	風邪やインフルエンザ等の感染症罹患時には血糖値が不安定になるため、体温をモニタリングし、発熱時には高血糖・低血糖への対応を検討していく必要がある
歩数	活動量、歩数から運動が継続できているか評価し、続けられている場合には肯定的にフィードバックを行っていく
体重	糖代謝障害により多飲になり体重増加する場合や、脱水や脂肪合成低下、エネルギー不足による体重減少を認める場合もあるため評価していく
口渇・多飲・多尿	末梢の糖利用の低下による高血糖で、口渇、多飲、多尿が生じるため、症状を評価する
倦怠感	糖代謝障害や多尿による脱水や電解質のアンバランスにより、倦怠感を生じることがあるため評価する
睡眠時間・深さ	口渇感や多尿により夜間の睡眠が妨げられ、睡眠不足が生じる場合があるため評価していく
内服・自己注射	インスリンの自己注射や内服薬等の服薬状況を確認する

5．がん薬物療法療養者のモニタリングとセルフケア支援のポイント（表8）

がん薬物療法では、がんの種類、組織型、病期、パフォーマンス・ステイタス（PS：Performance Status、巻末用語集参照）、年齢などによって治療の推奨レジメンが異なるため、使用薬剤に応じた有害事象の対策を講じる必要がある。

そのため、テレナーシングを行う看護職は、レジメン、薬物の特徴を理解しておく必要がある。同様に、これらを療養者・家族が理解していることが、症状の早期発見やセルフケアに重要（日本がん看護学会教育＆研究活動委員会コアカリキュラムワーキンググループ，2017）であることから、療養者の治療目的・経過、予測される有害事象や出現時期、予防・対処法等への理解に応じて、必要な情報提供を行い支援することが必要である。

テレナースは、日々のモニタリングや看護相談・保健指導時のかかわりを通して、利用者の日常生活、心身状態を捉え、セルフモニタリングやセルフケアが適切に行われているかどうかを評価する。また、実現可能な目標設定や療養行動へのポジティブフィードバックを行い、利用者が主体的に取り組む姿勢を支えることが重要である。さらに、利用者が抱える不安、気がかりに対して、テレナースが常に関心を向け、思いを受け止め、親身に相談にのるテレメンタリングも重要である。

さらに、がんの進行による転移・全身状態の悪化、疼痛の出現など、急変のリスクにも十分注意が必要である。オンコロジーエマージェンシー（腫瘍緊急症）は、がん罹患中に緊急で治療が必要な病態を発症している総称であり、がんの浸潤や転移など進行に伴うものと、がん治療に伴う緊急症がある。対応が遅れると急速に重篤な状態となり、死亡の転帰をたどることもある（日本がん看護学会教育＆研究活動委員会コアカリキュラムワーキンググループ，2017）。そのため、医師と連携を図り、利用者の病状や治療、急変リスクに関する情報共有、それらに応じた評価項目やトリガーポイントの設定を個別に行う必要がある。

がんの進行や治療に関連した障害の徴候を早期に発見し、適切な医療・ケア提供方法（訪問サービス、入院など）に切り替え支援をつなげることが重要である。

表8　がん薬物療法療養者の主なモニタリング項目と留意点の例

モニタリング項目	留意点
酸素飽和度（SpO_2）	酸素化の評価の指標。換気障害、細菌性肺炎、がん薬物療法由来の間質性肺炎、がん性胸膜炎、胸水貯留、がん性リンパ管症、オピオイドによる呼吸抑制、がんの増大等による呼吸不全に留意する
脈拍	頻脈、脱水、がん性疼痛の有無。徐脈、心疾患、高カリウム血症に留意して評価する
血圧	感染等の侵襲、疼痛に伴う上昇、高血圧（併存疾患、抗がん薬の副作用に留意）、意識障害、ショック状態に留意して評価する
体温	感染症による発熱、腫瘍熱、発熱性好中球減少症、がん薬物療法由来の間質性肺炎、肺臓炎（放射線治療後等）に留意する
身体可動性・歩数	労作時呼吸困難感、倦怠感等の有無、疼痛、呼吸困難感等の増悪による活動量低下を評価する
体重・浮腫	浮腫や胸水貯留等に伴う体重増加、経口摂取量低下に伴う体重減少、免疫関連有害事象に伴う増減（飲水過多、甲状腺機能障害、副腎機能障害等）による体重変動や尿量変化、飲水過多等による浮腫の有無に留意する
睡眠時間・深さ	身体、精神状態に伴う不眠の有無を評価する
服薬状況	治療薬の内服状況、オピオイドの内服・貼付を確認する
食欲	がん治療の使用薬剤の特徴、副作用、病状に伴う食欲の変化を評価する
尿量・排便	利尿薬やがん治療の使用薬剤に伴う腎障害や浮腫の有無による尿量を評価する。がん治療の使用薬剤に伴う便秘・下痢の有無を評価する
痰の量や色	呼吸器感染症（肺炎の合併等）、腫瘍の増大、転移、飲水量低下等により変化するため留意する
疼痛	腫瘍の部位や転移に伴う複合的な原因の痛みや、日常生活に支障をきたすような痛みをフェイススケールで評価する
呼吸困難感	息切れ、呼吸困難感を評価する

6．筋萎縮性側索硬化症（ALS）療養者のモニタリングとセルフケア支援のポイント（表9）

筋萎縮性側索硬化症（ALS）は、主に運動神経が選択的に侵される神経難病で、全身の筋萎縮と麻痺、嚥下障害や構音障害、そして呼吸障害を来たす（日本神経学会，2013)。一般に進行は早く、2～4年の経過とされる。治療法がない難病であるが、近年では薬剤（経口や点滴）や体重減少を防ぐ栄養療法などできることが増えてきた。これらの治療の効果は、進行を遅らせるまでであり、生命予後を延ばすには、呼吸障害に対する換気補助（人工呼吸）療法が必要となる。呼吸療法を選択することで日常生活全般への介護や合併症へのケアなど、医療処置とともに生きるための支援を受けながらの生活が可能となる。

このような進行性の疾患の場合、その病期（経過）によって評価するポイントは異なる。進行期においては、健康問題や生活障害が軽度から重度になる期間で、日々の変化を把握し、意思決定のタイミングを逃さないということが目標となる。特に、呼吸障害の徴候を把握するために、脈拍や呼吸数、SpO_2 といったバイタルサインや簡易換気量、CPF（Cough Peak Flow）値が状態を適切に反映すると言われている。必要な医療処置がなされ、生命維持の問題を脱した維持・安定期には、療養環境の安全を担保すること、すなわち、家庭における医療機器の正常作動のモニタリングや合併症の早期発見が大切である。

神経難病は、治療法が確立していないうえに、進行性の疾患であることが大きな特徴である。各測定値の低下を本人が数値で確認できることが、進行を如実に感じることになりかねない。他の慢性疾患のように、セルフコントロールをしながら、急性増悪の予防や進行を防ぐということが目的になりにくい。対象の選定にも留意しながら、テレナーシングで“つながっている安心感”を与え、日々の変化の早期発見につながるように努める。

表9　ALSの進行期における主なモニタリング項目と留意点の例

モニタリング項目	留意点
酸素飽和度（SpO_2）	ALSは換気障害が主体となるため、呼吸障害があっても SpO_2 の低下がみられない場合があることに留意する
咳のピークフロー（CPF）	分泌物を喀出できる指標、CPF<270、風邪をひいたとき CPF<160 は、常時排痰補助装置が必要となる目安となる
呼気終末二酸化炭素分圧（$EtCO_2$）	低換気状態を反映する。$EtCO_2$ は、実測と乖離すると言われており、目安として用いる。明け方の頭痛など低換気症状を併せて観察する
肺活量	肺活量は、換気補助導入基準にもなる。胸郭の可動性を保つうえでも重要
脈拍	脈拍数の増加の際、呼吸数や呼吸の深さと併せてみることで、呼吸障害の徴候を把握することにつながる
体重	体重維持が、予後にも関係することが明らかとなっている
睡眠時間・深さ	睡眠障害が起こりやいすことが言われており、睡眠中の低換気の出現に留意する
呼吸	ALSの進行によって嚥下機能が低下し、肺炎を生じることも多いため、肺炎症状がないか確認する

テレナーシングを利用した事例の紹介

ケース1　慢性閉塞性肺疾患で在宅酸素療法を受けるAさん（60歳代、女性）へのテレナーシング

慢性閉塞性肺疾患（COPD）Ⅳ期と慢性心不全（CHF）NYHA分類Ⅳ度の合併により、2年前から入退院を繰り返して在宅療養生活を続けていた。

在宅酸素療法（HOT）の導入に伴い、テレナーシングを開始することとなった。かかりつけ医と相談のうえ、1日1回のモニタリング項目（表10）と各項目の変化の閾値（トリガーポイント）を設定し、起床時の頭痛など、HOT利用に伴う夜間のCO_2ナルコーシスの徴候に特に留意し、遠隔モニタリングに基づくテレナーシングを開始することとなった。テレナーシングの目標は「水の飲み過ぎに気をつけて体重管理を行うこと」とした。

テレナーシング開始直後より、頻脈と息切れの増悪、体重の急激な増加を認めた。テレビ電話では会話はできるものの息切れが強く、室内を数歩歩くことも難しい状態で、下肢や顔面の浮腫を認めた。心不全の増悪徴候と判断し、主治医に報告したところ、入院適応と判断され、予定入院となった。増悪徴候の早期発見により、急性増悪による緊急入院を免れることができた。退院後は、看護師同士の連携として、呼吸リハビリテーションの実施について、慢性疾患看護専門看護師と連携をはかり、看護相談・保健指導を定期的に実施した。

Aさんはこのような経験から、毎日の心身の様子をテレナースに送信することで、増悪徴候の有無を確認でき、相談もできるので安心感を得ることができたと話した。また、テレナースによる日々の看護相談・保健指導を受けることで、自身で増悪徴候に気づいて対処行動をとれるようになるなど、疾患の自己管理能力の向上につながった。テレナーシングを利用しながら、入院することなく生活している。

表10　Aさんの遠隔モニタリング項目と評価の視点

モニタリング項目	評価の視点
酸素飽和度（SpO_2）	COPD、CHFの増悪による酸素化の評価
脈拍	低左心機能に伴う不整脈の有無、抗不整脈薬の作用状況の評価
血圧	低左心機能に伴う血圧の低下、感染等の侵襲に伴う上昇の有無の評価
体温	感染症による発熱の有無の評価
歩数	呼吸困難感の増悪による活動量低下の有無の評価
体重	CHF増悪、飲水過多による増加の有無の評価 呼吸仕事量増加と食事摂取量低下による負のエネルギーバランスに伴う減少の有無の評価
睡眠	呼吸困難感に伴う不眠の有無の評価
服薬状況	吸入薬、利尿薬、抗不整脈薬、心不全治療薬の内服状況の評価
食欲	呼吸困難感、CHF増悪に伴う消化管機能不全による低下の有無の評価
体動	労作時呼吸困難感による体動制限の有無の評価
排便	低酸素、低左心機能に伴う消化管吸収障害による下痢の有無の評価 利尿薬内服に伴う脱水による便秘の有無の評価

（次頁につづく）

尿量	低左心機能に伴う尿量低下、利尿薬の作用状況の評価
浮腫	CHF 増悪、飲水過多による浮腫の有無の評価
痰の量	肺炎の合併、CHF 増悪による喀痰量増加の有無の評価
痰の色	呼吸器感染症の有無の評価
痛み	CO_2 ナルコーシスによる頭痛の有無の評価 虚血性心疾患による胸痛または放散痛の有無の評価 呼吸を妨げるような痛みの有無の確認
呼吸困難感	修正 Borg scale スコアによる呼吸困難感増悪の評価
主観的体調評価（VAS-10）	主観的な調子、精神面の評価

ケース 2　認知機能低下と慢性心不全をもつＢさん（80 歳代、男性、夫）へのテレナーシング継続のための妻（80 歳代）への導入期の指導

Ｂさんは、慢性心不全をかかえ、80 歳代の妻と二人暮らしをしていた。認知機能障害を合併しており、妻が服薬管理等をサポートし、心不全の管理を行っていた。

テレナーシングの開始にあたり、Ｂさん自身では使用する器材の操作が困難であったため、血圧などのバイタルサインズや食事、睡眠など、心身のモニタリングデータを妻に代行送信してもらうことになった。

妻も器材の操作には不慣れであったため、導入用の教材を使用しながら、血圧計の使用方法や情報入力用端末機器の操作について、繰り返し説明を行った。妻は徐々に機器操作に慣れ、妻の協力を得て認知機能障害を持つＢさんのテレナーシングを継続することができた。

ケース 3　肺がんで、がん薬物療法を行うＣさん（80 歳代、女性）へのテレナーシング

Ｃさんは、肺がんへの分子標的薬治療（服薬）を行いながら、独居生活を送っていた。急な転移の出現、および分子標的薬投与に伴う副作用症状の観察・管理を目的にテレナーシング導入となった。かかりつけ医と相談のうえ、モニタリング項目とトリガーポイント（閾値）を設定した。また、病状変化により治療薬が変更された場合は、その薬剤の特徴や副作用に応じたモニタリング項目とトリガーポイントをあらためて講じる方針とした。

Ｃさんは、機器操作の経験がなく、不慣れであったため、一般電話やテレビ電話を用い、看護師が機材の操作方法について説明し支援した。回数を重ねると自身で操作できるようになり、１か月後には、機器操作に自信が持てるようになった。そして、計測とデータ送信を毎日欠かさず３か月間継続することができた。

Ｃさんは、毎日決まった時刻に血圧、体重などを計測し、トリガー該当時に看護職からの体調確認の電話があることで、自身の身体への理解が深まったこと、規則正しい生活を送るようになったことを実感していた。また、外来受診頻度が２～３か月に１回のため、在宅療養中に不安を抱えることや、独居で人との交流が少ない現状があったが、遠隔地の看護師とつながることで、生活への張り合いや心理的な安心感をもつようになった。

治療面では、テレナーシング導入時より、分子標的薬による皮膚障害を認め、テレビ電話を用いて皮膚状態の観察を行った。Cさんは独居であり、背部や後頸部などの自己観察が困難であった。そこで、モニター画面を介して、テレナースが背面の皮膚状態を観察し、本人の気づかなかった皮膚障害の発生を確認した。またCさんは、テレナーシングの看護相談・指導時に情報を意欲的に収集し、主体的にスキンケアを継続していた。その後、皮膚障害は悪化することなく速やかに改善した。

ケース4　肺がんで、がん薬物療法を行うDさん（70歳代、男性）への感染症流行下のテレナーシング

Dさんは、肺がんへの免疫チェックポイント阻害薬による外来治療を継続していた。そのため、免疫関連有害事象の早期発見・管理目的でテレナーシングを導入した。テレナーシング導入中、免疫関連有害事象の発生はなく経過したが、併存疾患に高血圧等があり、頻繁に血圧上昇を把握した。これらの経過をかかりつけ医へ報告することで、高血圧治療薬の調整といった診療に活用された。

生活面では、Dさんは仕事の現役引退や新型コロナウイルス感染症（COVID-19）感染拡大により、自宅にこもりがちな生活を送っていた。そのため、「在宅生活での活動水準を上げたい」と目標を設定し、主体的に行動範囲を拡大し歩数が増加した。また、日々の計測値を看護師と共有することで、異常値への理解が促進され、自分の健康・体調管理への意識が高まったことを実感していた。

テレナーシングで使用する機材の使い方などの説明に工夫が必要な高齢者への導入の説明方法の例

テレナーシングでは、情報通信用の機器や血圧計など計測機器を利用者が自己管理する必要がある。バイタルサインズ測定が必要な項目、症状の問診項目などをわかりやすく説明し、繰り返し確認できる媒体を用意する必要があり、下図はその一例である。他にもテレナーシングの説明書などを用意し、そこに緊急や機材トラブル時の連絡先を記載しておくとよい。

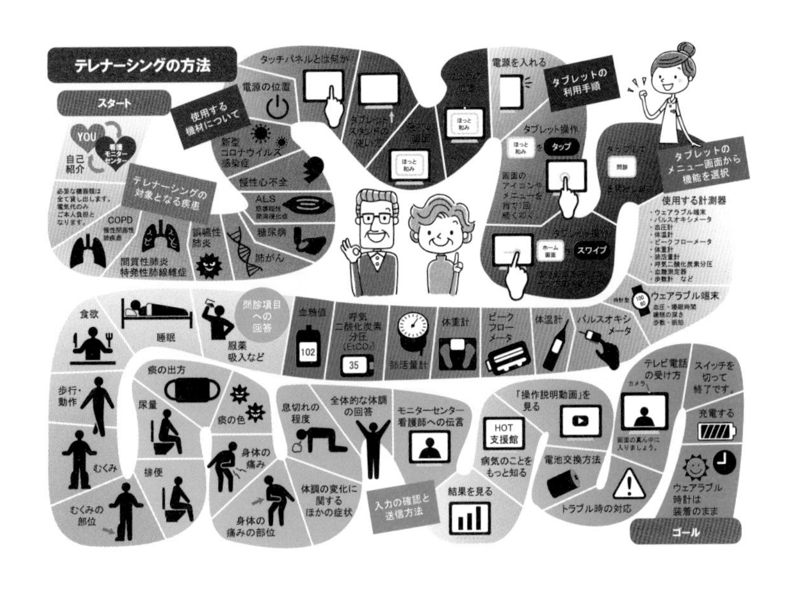

第5章 テレナーシングのエビデンスと推奨

エビデンスに基づくテレナーシングとは

今日の保健医療の実践においては、「エビデンスに基づく医療や看護（EBM・EBN）」は不可欠となっている。

エビデンスにはレベルがあり、図1のようなピラミッドで表される。最もエビデンスが低いレベル6は「患者データに基づかない専門家個人の意見」、レベル1はランダム化比較試験を系統的・網羅的に収集・分析するシステマティックレビューと、アウトカムを量的に統合するメタアナリシスとなっている。テレナーシングを行ううえでは、利用者の意向、テレナースの専門的技能、科学的根拠に基づいて利用を判断することが必要である。テレナーシングのレベル1のエビデンスを紹介し、推奨度を示す。

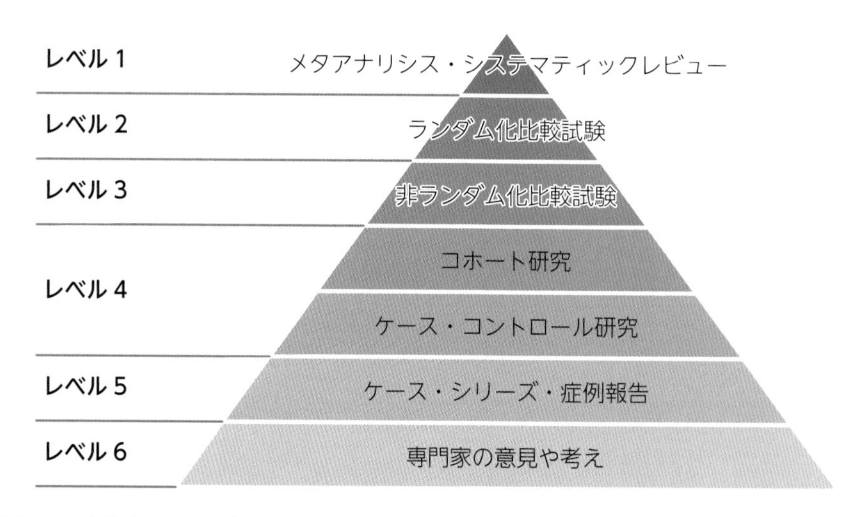

図1　エビデンスのピラミッド

遠隔モニタリングに基づくテレナーシングのエビデンス

1．COPD在宅療養者への遠隔モニタリングに基づくテレナーシングの有効性

1）急性増悪予防効果

遠隔モニタリングに基づくテレナーシングを3か月間受けたCOPD Ⅲ・Ⅳ期（重度・最重度の在宅酸素療法）群は対照群と比較して、急性増悪の発症者割合が有意に低い（図2、RR（相対危険度）＝0.57；95%CI：0.41 to 0.79）と報告されている（Kamei, et al., 2013）。これ

らから、COPD 在宅酸素療法実施者へのテレナーシングは、急性増悪発症リスクを減少する効果があるが、RCT の盲検化、RCT の規模などに課題があるため、COPD 在宅酸素療法実施者へのモニタリングに基づくテレナーシングの急性増悪予防に関する推奨の強さは「弱く推奨する」、エビデンスの確実性「中」である。

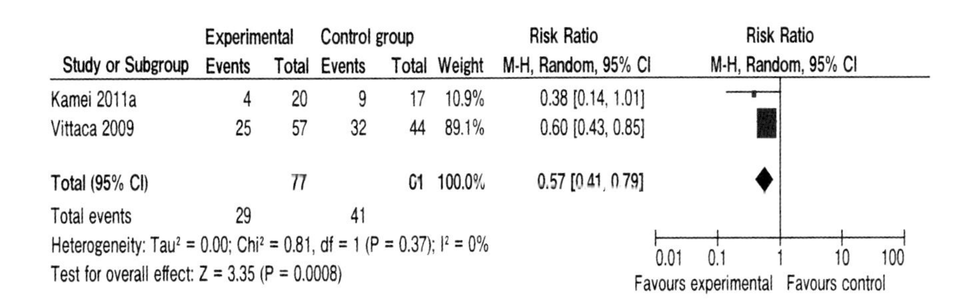

図２　**COPD 在宅療養者を対象とした在宅モニタリングに基づくテレナーシングの介入群 vs 対照群の急性増悪発症者割合とリスク比** (Kamei, et al., 2013)

2）入院リスク減少効果

COPD Ⅱ期（中等度）を対象とした在宅モニタリングに基づくテレナーシングを受けた介入群と対照群の比較では、入院者割合に差は認めなかった（図３上段、RR=0.55；95% CI：0.22 to 1.36）が、COPD Ⅲ・Ⅳ期（重度・最重度で在宅酸素療法を受けている）群では、在宅モニタリングに基づくテレナーシングを受けた群は、対照群と比較して有意に入院者割合が少なかった（図３中段、RR=0.81；95%CI：0.69 to 0.95）。また、COPD Ⅱ～Ⅳ期の対象者全体においても、在宅モニタリングに基づくテレナーシングを受けた介入群に入院者割合が有意に少なかった（図３下段、RR=0.80；95%CI：0.68 to 0.94）（Kamei, et al., 2013）。

これらから、COPD 在宅療養者へのテレナーシングは、入院リスクを減少させるが、RCT の盲検化、RCT の規模に課題があるため、推奨の強さは「弱く推奨する」、エビデンスの確実性「中」である。

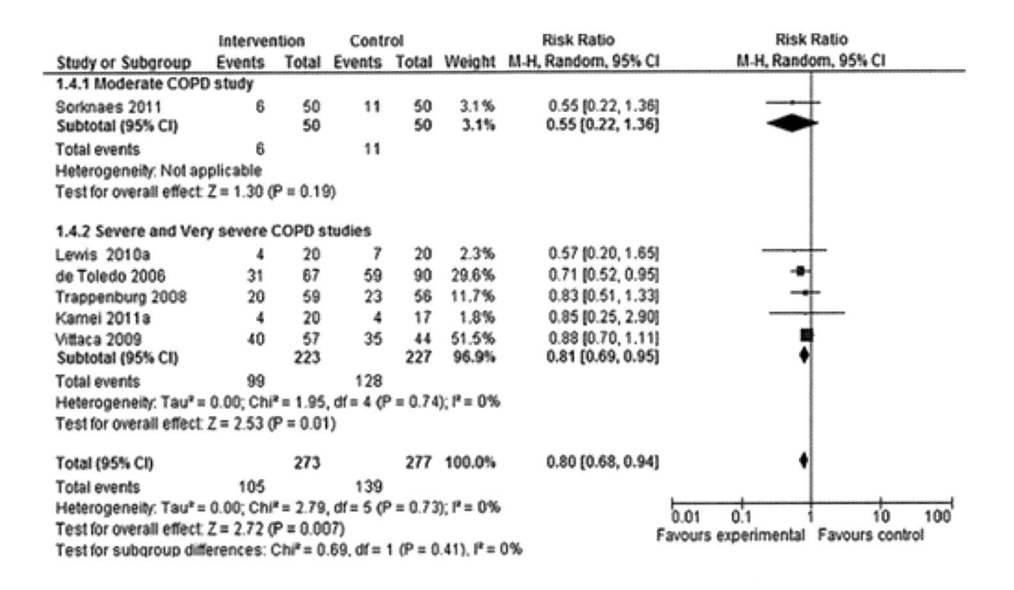

図３　**在宅モニタリングに基づくテレナーシングの入院予防効果** (Kamei, et al., 2013)

3）救急受診リスク減少効果

遠隔モニタリングに基づくテレナーシングを3か月間受けたCOPD Ⅳ期（最重症・在宅酸素療法）群は、対照群と比較して、救急受診者割合は有意に低かった（図4上段、RR＝0.38；95％ CI：0.14 to 1.01）。6か月間遠隔モニタリングに基づくテレナーシングを受けたCOPD Ⅲ期（重度）群と対照群には救急受診者割合に差はなかった（図4中段、RR＝0.50；95％ CI：0.10 to 2.43）。12か月間遠隔モニタリングに基づくテレナーシングを受けたCOPD Ⅲ・Ⅳ期群は、対照群と比較しての救急受診者割合は有意に低かった（図4最下段、RR=0.54：95％ CI：0.36 to 0.79）（Kamei, et al., 2013）。RCTの盲検化、RCTの規模に課題があるため、COPD在宅療養者へのモニタリングに基づくテレナーシングの推奨の強さは「弱く推奨する」、エビデンスの確実性「中」である。また、テレナーシングをどのくらいの期間行うと有効であるかは明確でないが、12か月以上の群に救急受診者割合が低いため、12か月以上行うことが望まれる。

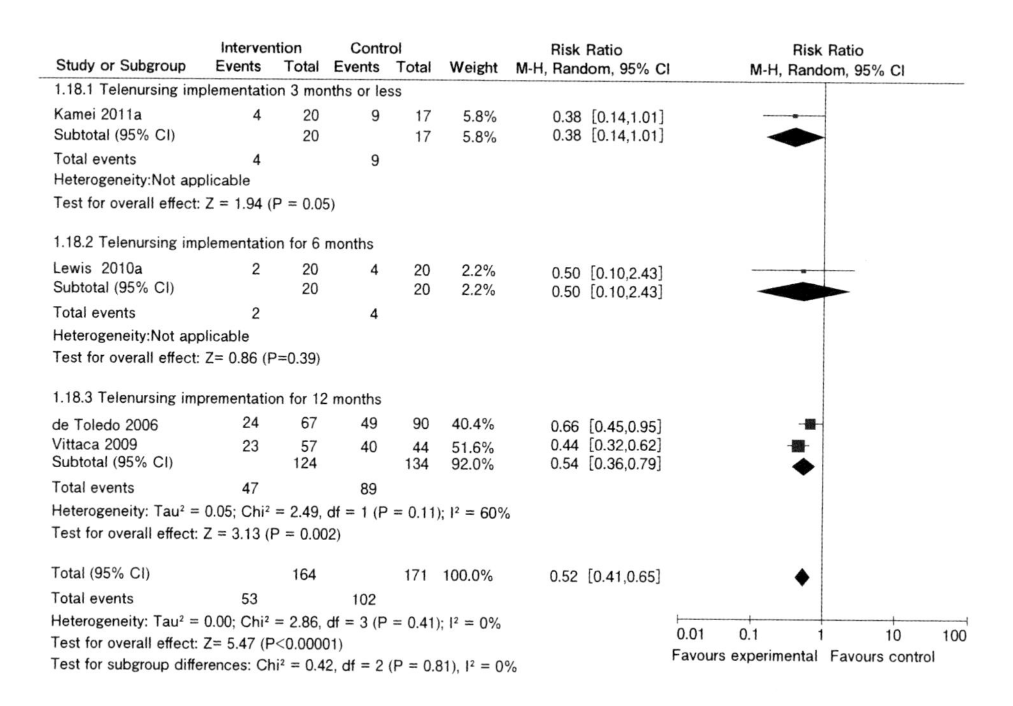

図4 **COPD在宅療養者を対象とした在宅モニタリングに基づくテレナーシングの介入群vs対照群の救急受診者割合とリスク比**（Kamei, et al., 2013）

4）死亡リスク減少効果

遠隔モニタリングに基づくテレナーシングを受けた介入群と対照群の比較から、死亡者割合は介入群に低かった（RR＝0.60；95％CI：0.49 to 0.74）。また、介入期間による死亡率の比較では、6か月1日以上テレナーシングを受けた群で有意に低かった（RR＝0.59；95％CI：0.47 to 0.73）（猪飼ら，2021a）。ただし、RCTの盲検化、RCTの規模などに課題があるため、COPD在宅療養者へのモニタリングに基づくテレナーシングの死亡者割合低減に関する推奨の強さは「弱く推奨する」、エビデンスの確実性「中」である。

以上より、COPD Ⅲ・Ⅳ期で在宅療養を行う者に対してのテレナーシングは、本人・家族の希望に応じて行うことを提案する。

２．慢性心不全在宅療養者への遠隔モニタリングに基づくテレナーシング

１）救急受診リスク低減効果

慢性心不全在宅療養者を対象とした遠隔モニタリングに基づくテレナーシングを受けた介入群と対照群の比較では、両群の救急受診回数に差を認めなかった（SMD＝－0.16；95％CI：－0.46 to －0.15）（猪飼ら，2021b）。慢性心不全在宅療養者へのモニタリングに基づくテレナーシングは救急受診を減らすことを目的に行うことは推奨できない。推奨の強さは「強く推奨する」、エビデンスの確実性「中」である。

以上より、慢性心不全で在宅療養を行う者に対してのテレナーシングは、本人・家族の希望に応じて行うことを提案する。

３．２型糖尿病在宅療養者への遠隔モニタリングに基づくテレナーシング

１）HbA1c の低減効果

２型糖尿病在宅療養者を対象とした遠隔モニタリングに基づくテレナーシングについてランダム化比較試験によるメタアナリシスから、テレナーシングを受けた介入群は、HbA1c を有意に低下すると報告されている（MD＝－0.23；95％CI：－0.45 to －0.01）（遠藤，2021）。RCT の盲検化、RCT の規模に課題があるため、２型糖尿病在宅療養者へのモニタリングに基づくテレナーシングの推奨の強さは「弱く推奨する」、エビデンスの確実性「中」である。

HbA1c の上昇により、合併症が進みやすく、糖尿病性網膜症による視力低下や糖尿病性腎症による透析導入などが懸念されるため、本人・家族の希望に応じてテレナーシングを行うことを提案する。

４．パーキンソン病在宅療養者への遠隔モニタリングに基づくテレナーシング

１）運動障害減少効果

パーキンソン病在宅療養者に対する遠隔モニタリングに基づくテレナーシングの運動障害減少効果の報告では、テレナーシングを受けた介入群は対照群よりも有意に運動障害の進行を防ぐ効果を認めている（MD＝－2.27；95％CI：－4.25 to －0.29）（Chen ら，2020）。RCT の盲検化、RCT の規模に課題があるため、パーキンソン病在宅療養者へのモニタリングに基づくテレナーシングの推奨の強さは「弱く推奨する」、エビデンスの確実性「中」である。

パーキンソン病は、歩行障害をはじめとする運動障害や、抑うつなどの非運動症状をもたらし、生活の質の低下、医療費負担の増加、介護負担が懸念される。そのため、本人・家族の希望に応じて、遠隔モニタリングに基づくテレナーシングを提案する。

第6章 テレナーシングを利用する方々へ
：テレナーシング利用の心構えと準備

テレナーシングの利用をお考えの方々に、テレナーシングについてよりわかりやすく説明するために、この章では説明の例を示す。

テレナーシングとは？

テレナーシングとは、ご自宅など、病院から離れた場所で生活する人に対して、ご自宅と看護職をインターネットでつなぎ、遠隔地から看護相談や保健指導などを行う方法を言います。

ご自宅にいながら、ご自身の体温や血圧はじめ心身の様子をテレナース（看護職）に送り、テレナースがそれをもとに健康状態や病状などを判断して保健指導やアドバイスを行う方法や、看護相談・保健指導のみを行う方法などがあります。

なぜテレナーシングが必要なのか？

ご本人とテレナースが心身の様子をともに確認すること、そして看護相談、保健指導を受けることで、利用者自身で健康を維持していく力が高まることが期待できます。

自宅での心身の様子をテレナースに送信することで、テレナースは利用者の健康状態の安定性や病状の変化を早期に発見することができます。

そのうえで、テレナースは情報提供、看護相談、保健指導を行い、必要に応じて適切な治療に早期につなぐことができるため、症状の悪化を防ぐことが期待できます。

また、インターネットでご自宅とテレナースがつながることができるため、電話やテレビ電話で支援を受けることができ、安心感が得られます。気になることをどうぞご質問ください。

<テレナーシングのメリット>

- 自宅にいながら看護職による健康支援を受けられる
- 外来に受診する大変さがなく、交通費や通院時間がかからない
- 看護職とつながっている安心感が得られる

テレナーシングに必要な器材

情報入力用端末

自宅で測定した血圧、体温などの情報をテレナースに送信するため、スマートフォンやタブレット、ノートパソコンを使用します。情報送信のほか、面談（テレビ電話）を行うためにも使います。電源や充電が必要です。

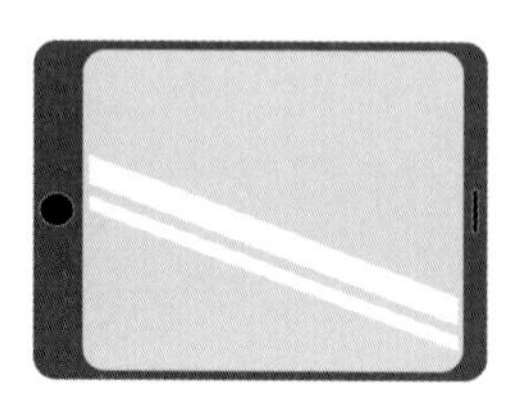

タブレット端末の例

インターネット

情報入力用端末から入力した心身の情報をテレナースに送るための通信網です。またテレビ電話を行うときにも必要です。有線、無線の両者があります。

テレビ電話

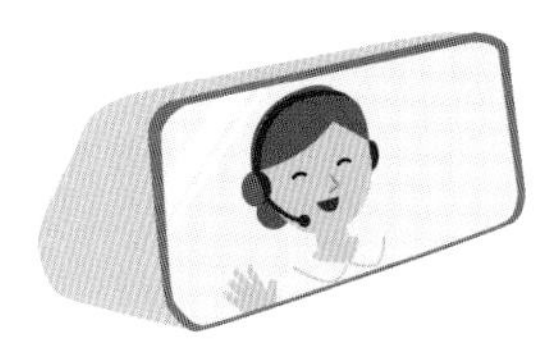

テレナースがご本人の顔色やむくみなどの様子を観察したり、対面しながら相談や指導を行うために使用します。

計測器機

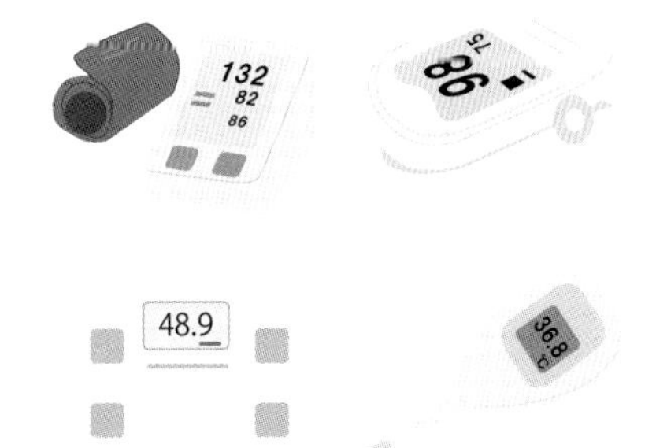

自宅での体調を把握するため、血圧計、体温計、体重計、パルスオキシメータ*、歩数計、血糖値測定計、呼気二酸化炭素測定計などの計測機器を必要に応じて使用します。

*パルスオキシメータ：経皮的動脈血酸素飽和度測定計。皮膚を通して、動脈の中を流れている赤血球に含まれるヘモグロビンの何%に酸素が結合しているかを測定する機械（日本呼吸器学会，2014）。

テレナーシングでできること・できないこと

テレナーシングは、健康状態や病状の安定性を遠隔地にいる看護職がインターネットを通じて確認し、急激な健康状態の変化を早期にみつけ、ご本人が適切に対応できるように支援する看護方法です。テレナースが遠隔地から看護相談や保健指導を行いますが、直接触れたり、治療を行うものではなく、急変したときに緊急対応を行うこともできないことが限界です。

テレナーシングを自分の生活にうまく取り入れたAさん

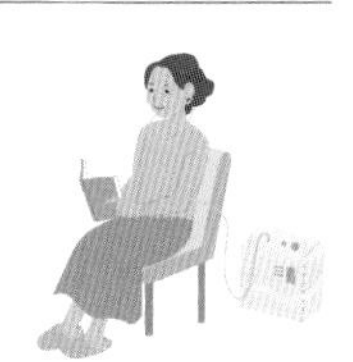

事例 Aさん、60歳代、女性
慢性心不全、慢性閉塞性肺疾患

Aさんは重度の心臓と肺の病気を抱え、入退院を何度も繰り返し、少しずつ心臓と肺の機能が低下していました。体に酸素をうまく取り込めなくなったため、在宅酸素療法（HOT：Home Oxygen Therapy）を開始することになりました。HOTでは生活上、注意しなければならないことがあるため、テレナーシングを利用することにしました。

Aさんはこれまで好きな時間に起きて、好きな時間に寝るという生活をしていたため、毎日決まった時間に血圧や体重などを測定して心身の様子をテレナースに送信できるか不安でした。しかし、HOTを利用しながらどうやってお風呂に入ったらいいのか、突然息苦しくなるときはどうしたらいいのかなど、日常生活上の心配ごとをテレナースに相談するうちに、安心感を得ることができるようになりました。

ある日、心不全の悪化徴候がありましたが、いつも起こる一時的なものと思い、そのまま様子をみておこうと思ったようです。しかし、テレナースは病状が悪化し始めている状態であると考え、テレビ電話でAさんと話し、観察を行って主治医に報告しました。主治医は入院治療が必要であると判断し、Aさんは緊急入院ではなく、準備を整えた予定入院となりました。2週間後に退院し、再び自宅での生活に戻りました。

このように、Aさんは毎日の身体の様子をテレナースに送信することで、病状の悪化徴候を確認してもらえる安心感から、テレナーシングを続けています。また、テレナースからの保健指導を受けることで、どのような徴候が心不全の悪化を示すものなのかを理解できるようになり、予防方法を知ることで、自分自身で対処することができるようになりました。病気の自己管理能力が高まったことで、入院を繰り返すことなく、今でもテレナーシングを利用しながら元気に生活をすることができています。

引用文献

Chen, Y.-Y., Guan, B.-S., Li, Z.-K., Yang, Q.-H., Xu, T.-J., Li, H.-B., & Wu, Q.-Y.（2020）. Application of telehealth intervention in Parkinson's disease: A systematic review and meta-analysis. Journal of Telemedicine and Telecare, 26（1－2）, 3－13. https://doi.org/10.1177/1357633X18792805

中央社会保険医療協議会（2018）．横断的事項（その3）.
https://www.mhlw.go.jp/content/12404000/000575553.pdf

Common Toxicity Criteria（1999）. Cancer Therapy Evaluation ProgramVersion2.0
https://ctep.cancer.gov/protocolDevelopment/electronic_applications/docs/ctcv20_4-30-992.pdf

遠藤美咲（2021）．Ⅱ型糖尿病患者を対象とした在宅モニタリングに基づくテレナーシングを含む研究のシステマティックレビューとメタアナリシス，聖路加国際大学 2020 年度看護研究Ⅱ.

保健師助産師看護師法（1948）.
https://www.mhlw.go.jp/web/t_doc?dataId=80078000&dataType=0&pageNo=1

猪飼やす子，大友晋，南琴子，亀井智子（2021a）．慢性閉塞性肺疾患在宅療養者を対象とした専門職による遠隔モニタリング支援のヘルスアウトカムへの有効性：システマティックレビューとメタアナリシス，日本在宅ケア学会誌．（印刷中）.

猪飼やす子，根岸由衣，加藤エリカ，石川和枝，原田智世，亀井智子（2021b）．心不全在宅療養者を対象とした専門職による遠隔モニタリングのヘルスアウトカムへの有効性：システマティックレビューとメタアナリシス，日本在宅ケア学会ガイドライン作成レビューチーム.

医療情報システムの安全管理に関するガイドライン　第 5.1 版.
https://www.mhlw.go.jp/stf/shingi/0000516275.html

Kamei, T., Yamamoto, Y., Kajii, F., Nakayama, Y., & Kawakami, C.（2013）. Systematic review and meta-analysis of studies involving telehome monitoring-based telenursing for patients with chronic obstructive pulmonary disease. Japan journal of nursing science : JJNS, 10（2）, 180–192.
https://doi.org/10.1111/j.1742-7924.2012.00228.x

経済産業省（2013）．クラウドサービス利用のための情報セキュリティマネジメントガイドライン 2013 年度版.
https://www.meti.go.jp/policy/netsecurity/downloadfiles/cloudsec2013fy.pdf

厚生労働省（2018a）．医療提供体制の現在の状況について.
https://www.mhlw.go.jp/content/10800000/000458952.pdf

厚生労働省（2018b）．平成 30 年度診療報酬改定について.
https://www.mhlw.go.jp/stf/seisakunitsuite/bunya/0000188411.html

厚生労働省（2020）．オンライン診療の適切な実施に関する指針.
https://www.mhlw.go.jp/content/000534254.pdf

日本がん看護学会教育，研究活動委員会コアカリキュラムワーキンググループ（2017）．がん看護コアカリキュラム日本版 手術療法・薬物療法・放射線療法・緩和ケア．医学書院

日本循環器学会 / 日本心不全学会合同ガイドライン（2018）．急性・慢性心不全診療ガイドライン（2017 年改訂版）.
https://www.j-circ.or.jp/old/guideline/pdf/JCS2017_tsutsui_h.pdf

日本看護協会（2021）．看護職の倫理綱領.
https://www.nurse.or.jp/nursing/practice/rinri/pdf/code_of_ethics.pdf

日本呼吸器学会（2017）．誤嚥性肺炎.
https://www.jrs.or.jp/modules/citizen/index.php?content_id=11

日本呼吸器学会（2014）．よくわかるパルスオキシメータ.
https://www.jrs.or.jp/uploads/uploads/files/guidelines/pulse-oximeter_general.pdf

日本呼吸器学会（2018）．COPD（慢性閉塞性肺疾患）診断と治療のためのガイドライン第5版．一般社団法人日本呼吸器学会.

日本神経学会（2013）．筋萎縮性側索硬化症診療ガイドライン 2013.
https://www.neurology-jp.org/guidelinem/als2013_index.html

日本糖尿病学会（2019）．糖尿病診療ガイドライン 2019.
http://www.jds.or.jp/modules/publication/index.php?content_id=4

用語集

遠隔医療 /Telemedicine and Telecare
情報通信技術を活用した健康増進、医療、介護に資する行為をいう（日本遠隔医療学会）。

遠隔コミュニケーション／Telecommunication
ICT 等を用いた遠隔地間の相互の言語的・非言語的コミュニケーションのこと。

遠隔モニタリング／Telemonitoring
日常的、または継続的に送信された利用者の心身の状態やデータを遠隔地から監視・観察し評価すること。

セルフケア / セルフケア意識
健康管理を自分自身で、あるいは本人に代わって家族が行うことを指し、健康管理のための知識と方法を身につけ、実行することを指す。セルフケア意識とは、そのための本人の認識や考え方を言う。

テレナース /Telenurse
テレナーシングを提供する看護師・保健師・助産師・准看護師を指す。

テレナーシング /Telenursing
自宅（居宅）など離れた場所に暮らす利用者に対し、看護職が ICT を用いて遠隔コミュニケーションをはかり、情報提供、教育、相談、保健指導などを提供すること。

トリアージ /Triage
利用者の心身状態を把握し、病状変化や変化の徴候の有無を捉え、緊急性や対応の優先性を選別すること。重症度、予後、治療に要するまでの時間などを検討し、緊急度と優先度を判断する。テレナーシングにおけるトリアージは、いわゆる災害医療において大規模災害など多数の傷病者が生じた際の救命の順序を決めるものとは異なり、テレナーシングの利用者自身の健康状態や病状変化に対して行うものである。トリガーと判定するための閾値（トリガーポイント）などを個別にあらかじめ決め、医師やその他の職種との連絡・連携方法を検討しておく必要がある。

パフォーマンス・ステイタス /PS: Performance Status
全身状態の指標の 1 つで、本人の日常生活の制限の程度を示す。

Score	定義
0	全く問題なく活動できる。発病前と同じ日常生活が制限なく行える。
1	肉体的に激しい活動は制限されるが、歩行可能で、軽作業や座っての作業は行うことができる。 例：軽い家事、事務作業
2	歩行可能で自分の身のまわりのことはすべて可能だが作業はできない。日中の 50%以上はベッド外で過ごす。
3	限られた自分の身のまわりのことしかできない。日中の 50%以上をベッドか椅子で過ごす。
4	全く動けない。自分の身のまわりのことはまったくできない。完全にベッドか椅子で過ごす。

Performance Status Score
出典　Common Toxicity Criteria, Version2.0 Publish Date April 30, 1999
http://ctep.cancer.gov/protocolDevelopment/electronic_applications/docs/ctcv20_4-30-992.pdf
JCOG ホームページ http://www.jcog.jp/

推奨の強さ
ガイドラインに記載されているケアを行うことをどのくらい強く勧めているのかを示すもの。エビデンスレベルが高いほど推奨度は高くなる。本ガイドラインでは強・弱で表している。

エビデンスの確実性
エビデンスの質を表す。本ガイドラインでは「高」「中」「低」「非常に低」の 4 段階で示している。「高」は真の効果に大きな確信があること。「非常に低」は真の効果にほとんど確信がもてないことを示している。研究デザインが RCT（ランダム化比較試験）であれば「高」からスタートし、研究のバイアスリスク、結果の非一慣性など、グレードを下げる要因となる。(日本医療機能評価機構参照)

編集・執筆

［編集］

一般社団法人日本在宅ケア学会

［執筆］

日本在宅ケア学会ガイドライン作成委員会 ICT 班

亀井　智子　聖路加国際大学大学院看護学研究科 教授
辻　彼南雄　医療法人社団互酬会水道橋東口クリニック 院長

日本在宅ケア学会ガイドライン作成委員会 システマティックレビュー協力者

金盛　琢也　浜松医科大学 講師
原田　智世　聖路加国際大学大学院博士後期課程
中山　優季　東京都医学総合研究所社会健康医学研究センター ユニットリーダー
山本　由子　東京医療保健大学千葉看護学部 准教授
河田　萌生　聖路加国際大学大学院看護学研究科 助教
猪飼やす子　聖路加国際大学大学院看護学研究科 助教

［編集協力］

遠藤　美咲　聖路加国際病院 看護部
堀越悠里子　聖路加国際大学大学院博士後期課程

外部査読者

近藤　博史　鳥取大学医学部附属病院医療情報部 教授
本間　聡起　独立行政法人地域医療機能推進機構埼玉メディカルセンター 健康管理センター長
森田　浩之　岐阜大学大学院医学系研究科総合診療科・総合内科 教授
長谷川高志　NPO 法人日本遠隔医療協会 特任上席研究員

テレナーシングガイドライン

2020年度厚生労働省 看護職員確保対策特別事業

2021年10月2日　第1版第1刷発行

編　集　一般社団法人 日本在宅ケア学会
発行者　有賀　洋文
発行所　株式会社　照林社
〒112-0002
東京都文京区小石川2丁目3－23
電話　03－3815－4921（編集）
　　　03－5689－7377（営業）
https://www.shorinsha.co.jp/
印刷所　共同印刷株式会社

●本書に掲載された著作物（記事・写真・イラスト等）の翻訳・複写・転載・データベースへの取り込み、および送信に関する許諾権は、照林社が保有します。
●本書の無断複写は、著作権法上での例外を除き禁じられています。本書を複写される場合は、事前に許諾を受けてください。また、本書をスキャンしてPDF化するなどの電子化は、私的使用に限り著作権法上認められていますが、代行業者等の第三者による電子データ化および書籍化は、いかなる場合も認められていません。
●万一、落丁・乱丁などの不良品がございましたら、「制作部」あてにお送りください。送料小社負担にて良品とお取り替えいたします（制作部 0120-87-1174）。

検印省略（定価は表紙に表示してあります）
ISBN 978-4-7965-2544-2

©日本在宅ケア学会/2021/Printed in Japan